Ingeborg Steiner-Beyer
So spricht die Seele durch die Füsse

Ingeborg Steiner-Beyer

So spricht die Seele durch die Füsse

Haag + Herchen

Die Ratschläge in diesem Buch sind von der Autorin und dem Verlag sorgfältig erwogen und geprüft. Dennoch kann eine Garantie nicht übernommen werden. Sie sollen bei bestehenden Krankheiten auch nicht den Besuch eines Arztes oder Heilpraktikers ersetzen.
Eine Haftung der Autorin bzw. des Verlags und seiner Beauftragten für Personen-, Sach- und Vermögensschäden ist ausgeschlossen.

Bibliografische Information Der Deutschen Bibliothek
Die Deutsche Bibliothek verzeichnet diese Publikation in der Deutschen Nationalbibliografie; detaillierte bibliografische Angaben sind im Internet über http://dnb.ddb.de abrufbar.

ISBN 978-3-89846-546-5
Neu bearbeitete und erweiterte Auflage 2009

Abbildungen und Grafiken: CatGraphic & Illustration, CH-Bellelay
Satz: KB
Herstellung: dp
Printed in Germany

Verlagsnummer 3546

Gewidmet in freudiger Verbundenheit meinen Kindern:
Dank allen Menschen, die sich mir anvertrauten und mir dadurch zu diesen Erkenntnissen verhalfen.

Inhalt

Abbildungsverzeichnis

Vorwort

Dieses Buch ist entstanden, weil ich hoffe, dass immer mehr Menschen erkennen, dass das körperliche Empfinden mit dem seelischen Zustand in Zusammenhang steht und dass diese Erkenntnis auch im Alltag berücksichtigt wird. Viele Krankheiten und seelische Nöte könnten verhindert oder zumindest gelindert werden, wenn man sich seinen Mitmenschen in liebevoller Weise zuwendet.

Eine wunderbare Methode, um anderen zu helfen, ist die Fussmassage. Ich würde mir wünschen, dass Eltern ihr neugeborenes Kind durch sanftes Streicheln der Füsse aus dem Geburtstrauma erlösten und dass sie auch später, wenn der Säugling seinem Unbehagen durch Schreien Ausdruck verleiht, zunächst eine Fussmassage machen, um zu erspüren, was dem Kind fehlt. So können sie helfen, statt in Panik zu geraten, und sie werden rasch erkennen, ob ihr Kind ernsthaft krank ist und ein Arzt zu Rate gezogen werden muss.

Viele Menschen könnten die körperlichen und seelischen Leiden ihrer Partner erkennen, wenn sie aufmerksamer und warmherziger wären. Oft trägt ein Gespräch nicht unbedingt zur Klärung der Situation bei, aber eine liebevolle Berührung der Schultern oder Füsse kann Verspannungen – psychische wie physische – lösen, Schmerzen lindern und eine offene Atmosphäre schaffen. Nach einer Massage werden sich beide – der Behandelnde und der Behandelte – besser fühlen. Oft werden dadurch die Probleme ins rechte Licht gerückt und verlieren ihren bedrohlichen Charakter. Tröstende Worte klingen nicht mehr hohl und die Beziehung gewinnt eine neue Dimension.

Häufig haben ältere Menschen nichts anderes im Sinn, als ihren Lebensabend zu geniessen, ohne sich um die Belange ihrer Mitmenschen zu kümmern. Ihr Dasein wird immer leerer und einsamer, und bei einem Gespräch jammern sie nur über ihre Wehwehchen. Um wie viel zufriedener könnten sie abends einschlafen, wenn sie die Gewissheit hätten, nur einem einzigen Menschen an diesem Tag Erleichterung verschafft zu haben! Ihr eigenes Leben würde unendlich bereichert werden, wenn sie sich ihren Mitmenschen mit herzlichen Berührungen und Zuwendungen gewidmet hätten.

Unsere wichtigste Aufgabe im Leben sollte sein, den anderen zu helfen, ihre Schwierigkeiten zu überwinden. Die Erfüllung dieser Zuwendung nützt nicht nur den anderen, sondern in hohem Masse auch uns selbst. Die Warmherzigkeit, die wir an unsere Mitmenschen verschenken, kommt tausendfach zu uns zurück, und wir haben die Gewissheit, unser Leben nicht vergeudet zu haben.

Nicht nur ausgebildete Therapeuten sind in der Lage, Hilfebedürftigen durch Fussmassagen oder andere Behandlungen Erleichterung zu verschaffen. In diesem Buch finden alle, die wach und einfühlsam mit ihrer Umwelt umgehen wollen, Anregungen. Ich selbst habe es erlebt, um wie viel schöner und reicher das Leben ist, wenn man sich der Familie und den Freunden aufmerksam und liebevoll zuwendet. Es ist möglich, Lichter in die Dunkelheit dieser Welt zu setzen. Mein Bestreben ist es, möglichst viele Menschen davon zu überzeugen, damit diese Dunkelheit bald vollends überwunden wird!

Durch die Reflexzonenmassagen können wir den ganzen Organismus mit Energie durchfluten. Stauungen lassen sich erfühlen und können gelöst werden. Damit werden die verspannten oder kranken Zonen des Körpers besser durchblutet und der Regenerationsprozess beginnt. Die Atmung verbessert sich; der Behandelte kann »aufatmen«, und er wird aufmerksamer für die Informationen, die ihm sein Körper gibt. Dadurch kann er selbst viel zu seiner Genesung beitragen.

Der Schmerz wird nicht als Feind betrachtet, sondern als Wegweiser zur Entspannung. Er löst sich auf, sobald sich die entsprechende Körperzone lockert und mit Energie durchströmt wird.

Ebenso wie der körperliche Schmerz kann seelisches Leid, das wir nicht durch Medikamente dämpfen, zum Wohl des Leidenden wirken. Wir müssen nur aufmerksamer auf unseren Körper und unsere Stimmungen achten.

Immer mehr Menschen erkennen, dass sie selbst viel zu ihrem Wohlergehen beitragen können, und sie wenden sich den Naturheilverfahren zu, die nicht mit »chemischen Keulen« in den Organismus eingreifen.

Durch eine Reflexzonentherapie, die von verständnisvollen Gesprächen begleitet wird, kann man Krankheiten vorbeugen, Beschwerden werden gelindert oder verschwinden und der Patient kann den Belastungen des Alltags mit mehr Gelassenheit begegnen.

Natürlich müssen ernsthaft erkrankte Menschen einen Arzt oder einen ausgebildeten Therapeuten konsultieren. Warnen möchte ich dennoch vor dem leider allzu weit verbreiteten Medikamentenmissbrauch. Es gibt auch andere Wege, Schmerzen, Erschöpfungszustände, Angst, Verstimmungen und Mutlosigkeit zu bekämpfen.

Wichtig bei der Reflexzonenarbeit ist, dass man den Menschen als Ganzes betrachtet. Das heisst: Man muss erkennen, dass Körper, Seele und Geist immer zusammenwirken und dass sich seelische Erkrankungen auch im Körper manifestieren können. Genauso wichtig ist es, zu wissen, dass die verschiedenen Körperteile und Organe ihre Entsprechung an den Füssen haben. Die Füsse sind also die »Spiegelung« des gesamten Organismus'. Ein Schnupfen zum Beispiel kann demnach nicht nur über die Nase, sondern eben auch über die entsprechenden Reflexzonen behandelt werden. Es ist sogar möglich, dass ein gewöhnlicher Schnupfen einen bestimmten Seelenzustand ausdrückt – man ist über etwas »verschnupft«, und dieses Gefühl bricht sich durch Krankheit Bahn.

Als Behandelnder sollte man alle Reaktionen des Körpers und der Seele, die meist zu Beginn der Therapie auftreten, genau beobachten. Grund zur Besorgnis bieten solche Reaktionen aber in den meisten Fällen nicht, denn häufig reinigt sich der Körper selbst von schädlichen Auswirkungen. Trotzdem sind Achtsamkeit und Einfühlsamkeit das A und O eines Masseurs. Nur wer aufmerksam ist, kann die Sprache der Seele und des Körpers richtig deuten und geeignete Massnahmen einleiten.

Wenn man sich dazu entschliesst, anderen Menschen durch Reflexzonenmassagen zu helfen, fasst man von Mal zu Mal mehr Vertrauen in die geistigen Heilkräfte, die jeder Mensch nutzen kann, wenn er sich dafür öffnet. In meinen Seminaren versuche ich zu erklären, dass meditatives, ruhiges Arbeiten eine Kraftquelle für alle Beteiligten ist. *Eine gute Arbeit beginnt im Herzen. Wer so für das Wohl anderer strebt, fördert das eigene* (Maxim Gorki).

In diesem Buch wird kein medizinisches Wissen vermittelt – ich möchte Ihnen nur einen Weg zeigen, wie Sie wohltuend auf Körper und Geist Ihrer Familie und Freunde einwirken können. Ich bin sicher, dass Sie in kürzester Zeit Ihre eigenen geheimnisvollen Schöpferkräfte erkennen und wirksam anwenden können. Dabei wünsche ich Ihnen viel Erfolg.

Ingeborg Steiner-Beyer

Entstehung der Reflexzonenmassage

Schon seit Menschengendenken zählt die Massage zu den wirksamsten Naturheilverfahren. Man wusste um die wohltuende Wirkung der Berührung und hat diese Therapieform immer weiterentwickelt. Bald erkannte man, dass die Wirkung nicht nur die unmittelbar behandelten Körperregionen betraf, sondern auch andere Körperteile und Organe beeinflusste. Auf dieser Erkenntnis beruht die Reflexzonentherapie.

Schon vor etwa 5.000 Jahren wussten die Ägypter, Chinesen, Inder und einige Indianerstämme, dass über die verschiedenen Zonen an den Füssen der ganze Körper behandelt werden kann. Dieses Wissen geriet aber – zumindest in der westlichen Welt – für lange Zeit in Vergessenheit.

Erst am Anfang dieses Jahrhunderts kam die amerikanische Masseurin *Eunice Ingham* wieder darauf zurück. Sie sah die Füsse als »Spiegelung« des gesamten Organismus' an und arbeitete, indem sie die »Zonentherapie« des Arztes *William Fitzgerald* zugrunde legte, die immer noch gültigen Tafeln der Fussreflexzonen aus.

In Europa hat *Hanne Marquardt* die Idee ihrer amerikanischen Kollegin aufgegriffen und mit Hilfe von medizinisch ausgebildeten Therapeuten zu einer wirksamen Behandlungsmethode entwickelt. *Walter Froneberg* fand noch weitere Details über die Nervenreflexzonen heraus. Durch seine Erkenntnisse kann heute bei dieser Therapieform eine äusserst präzise Arbeit geleistet werden. Ihnen allen gebührt grosse Anerkennung!

Therapiemöglichkeiten

Durch die Reflexzonenarbeit am Fuss kann der ganze Körper regeneriert werden. Barfussgehen könnte einen guten Teil dieser wertvollen Arbeit vollbringen (Tautreten oder Laufen auf Sand). Aber leider ist das in unserem Klima nicht immer möglich. Durch oft gesundheitsgefährdendes Schuhwerk schaden wir nicht nur unseren

Füssen, sondern dem gesamten Organismus. Verschieden starke Schmerzen am Fuss zeigen uns, welche Reflexzonen – und welche entsprechenden Körperteile – gestört sind und behandelt werden müssen. Über die Reflexzonenarbeit können wir den ganzen Menschen gezielt mit Energie durchfluten. Zudem wird uns »der Boden unter den Füssen« wieder bewusster gemacht. Stauungen lassen sich erfühlen und können gelöst werden. Damit setzt eine wohltuende Durchblutung in den verspannten oder sogar in den kranken Zonen des Körpers ein. Der Regenerationsprozess beginnt. Die Atmung verbessert sich; der Behandelte kann »aufatmen«! Durch dieses Erleben wird er zur Mitarbeit im Fühlen und damit oft zum gesund werden Wollen aufgerufen! Der Schmerz wird nicht als Feind betrachtet, sondern als Durchgang zur Gelöstheit – zum Gesunden. Er löst sich auch auf, sobald die entsprechende Zone am Körper entspannt ist. Dies geschieht durch gleichbleibenden Druck am Fuss, der auch dort zur Wohltat wird. Oft wird das mit Weh-Wohl ausgedrückt.

Schmerz aber ist der Schrei des Gewebes nach Energiedurchflutung (Dr. Voll).

Jeder Schmerz ist eng mit seelischen Störungen und Blockaden verbunden. Deshalb ist eine Massagetherapie nicht nur nützlich für körperliche Beschwerden, sondern auch heilsam für die Psyche. Ich habe erfahren, dass die Arbeit an den »Wurzeln«, an den Füssen, besonders wirksam für das Wohl eines Menschen ist. Wenn wir die Zusammenhänge zwischen Körper, Seele und Geist richtig verstanden haben, sind wir in der Lage, »wahre Wunder« an unseren Mitmenschen zu vollbringen.

Was ist Krankheit?

Wir können mit jeder Art von Beschwerden zu einem Arzt gehen, der dann die Symptome durch Medikamente bekämpft. Oft sind wir für ein paar Jahre von diesem Leiden »geheilt«, aber es kann auch sein, dass sich immer wieder neue Krankheiten bemerkbar machen, die wir aus Unkenntnis nicht mit den ursprünglichen Beschwerden in Zusammenhang bringen. Viele Menschen sind jedoch in den letzten Jahren hellhörig geworden. Die Erkenntnis, dass Symptombekämpfung nicht wirklich gesund macht, sondern eben nur momentane Beschwerden lindert, setzt sich immer mehr durch und man beginnt, nach den Ursachen der Krankheiten zu fragen und sich mit psychischen Hintergründen zu befassen. Einige Krankheiten zwingen uns, Abstand vom Alltag zu nehmen und bieten uns so Gelegenheit, in uns hineinzuhorchen und unsere Lebenssituation neu zu überdenken.

Viele Menschen – gerade Krebskranke – gestehen, dass ihr Leben erst in der Konfrontation mit dem Tod einen wirklichen Sinn bekam, weil ihnen in dieser Situation erst die eigentlichen Werte des Daseins bewusst geworden sind. Nicht wenige fanden gerade in den letzten beschwerlichen Jahren ihres Lebens neue kreative Möglichkeiten, die sie mit Glück erfüllten.

Krankheit und Schmerz sind der bittere Trank, mit dem der Arzt in uns das kranke »Ich« heilt (Kahlil Gibran).

Viele von uns haben diese uralte Weisheit vergessen und dadurch den Glauben an das Leben und die Verbundenheit mit dem Göttlichen verloren. Aber tief in unserem Inneren hat sich das Wissen um diese Dinge erhalten und der Arzt in uns wirkt zu unserem Wohl. Vielleicht besinnen wir uns gerade durch eine Krankheit wieder auf die göttlichen Gesetze.

Wenn wir uns entschlossen haben, die Sprache des Körpers besser zu verstehen, können wir auch unseren Mitmenschen helfen, ihre Leiden zu überwinden.

Fussreflexzonen-Hilfe

Bei der Fussreflexzonentherapie ist es, wie schon beschrieben, sehr wichtig, dass man mit dem zu Behandelnden liebevoll und aufmerksam umgeht und die Zeichen, die der Körper uns gibt, richtig deutet.

Auch bei der Fussmassage können wir – ebenso wie bei der Behandlung durch Pflanzen – Körper, Geist und Seele harmonisieren.

Die Füsse sind sozusagen unsere Wurzeln, durch die wir Energien aufnehmen, die sich dann im ganzen Körper verteilen und an den Schwachstellen für einen Kräfteausgleich sorgen. Beim Barfussgehen erhalten wir diese Energien direkt aus dem Boden, bei der Massage wird sie von der Hand des Therapeuten aktiviert und bewusster gemacht.

Im Folgenden möchte ich darstellen, was die Beschaffenheit der Füsse über die Gesundheit und die Gemütsverfassung des Patienten verrät.

Sichtbefund

Erfahrene Fussmasseure erkennen schon auf den ersten Blick »wo der Schuh drückt«. Diese Redensart ist sehr treffend, obwohl wir sie oft anwenden, ohne uns Gedanken über den tieferen Sinn zu machen.

Natürlich kann unbequemes und ungesundes Schuhwerk tatsächlich Druckstellen, Hautverhornungen oder Hühneraugen verursachen, aber es gibt auch andere Zonen an den Füssen, die ohne äussere Einwirkungen auffällig sind. An diesen Stellen kann man erkennen, welche Organe oder Körperteile verspannt oder sogar krank sind.

Jede Energieblockade und jeder Schmerz zeigt sich dem aufmerksamen Betrachter. Verhornungen oder blasse, nicht genügend durchblutete Stellen weisen auf mangelnde Gelöstheit und behinderten Energiefluss hin.

Hautrötungen verraten uns, dass der Patient mit gesteigerter innerer Erregung zu kämpfen hat.

Ein Mensch, der sich seiner Umwelt immer fröhlich und gelöst präsentiert, muss nicht immer auch vom Wesen her so entspannt sein. Vielleicht ist er von frühester Jugend an durch die Erziehung gezwungen worden, seine wahren Gefühle nicht offen zu zeigen. Auch solche »Verstellungen« kann man an den Füssen erkennen.

Jede Linie auf den Fusssohlen – wie die Linien auf den Handflächen – sagt etwas über den Charakter, die Gemütsverfassung und die angeborenen Anlagen aus. Sie sehen also, wie wichtig es ist, jedes Detail genau zu beobachten und zu interpretieren.

Nicht nur die Füsse selbst, sondern schon die Körperhaltung und die Proportionen weisen auf Vieles hin: Man sieht zum Beispiel am Rücken oder an den Knien, welche Körperseite mehr belastet ist, ob der Mensch selbstbewusst ist oder sich lieber »klein machen« will.

Die Grösse der Füsse im Verhältnis zum Rest des Körpers hat auch eine bestimmte Aussagekraft. So ist zum Beispiel ein grosser Mensch mit schmalen Füssen wahrscheinlich zu wenig erdverbunden und nicht unbedingt belastbar. Ein kleiner Mensch mit grossen Füssen kann hingegen seine Kapazitäten nicht ausreichend nutzen. Der Unterschied zwischen den beiden Füssen gibt einen Hinweis darauf, ob ein Mensch zu Wutanfällen neigt oder ob er sich eher bei einer Auseinandersetzung still verhält und sich gekränkt zurückzieht.

Leber – Gallenseite, also rechter Fuss, zeigt eher extrovertiertes Verhalten.

Herz – Bauchspeicheldrüse – Milzseite, also linker Fuss, spricht für den Introvertierten.

Durch ein Lösen dieser eingefahrenen Muster entsteht nach wenigen Behandlungen ein Ausgleich. Der Wütende wird etwas gelassener und kann seine Kraft nun für Positiveres einsetzen.

Der leicht verletzbare Mensch getraut sich eher, seinen Standpunkt zu vertreten. Dadurch wachsen auch seine Kräfte. Interessant ist sicher, dass der Extrovertierte auch den Schmerz am Fuss intensiver erlebt, während der Introvertierte manchmal im ersten Moment gar nicht viel spürt, obwohl vom Sichtbefund her etwas nicht stimmen kann.

Wie innen – so aussen.

Hochgezogene oder hängende Schultern drücken Angst oder Hoffnungslosigkeit aus. Ein schleppender oder beschwingter Gang verrät die augenblickliche Gemütsverfassung oder die gesamte Lebenseinstellung.

Diese Beispiele sollen Ihnen zeigen, welcher Art die Informationen sind, die Sie durch die Füsse erhalten können. Natürlich gibt es noch eine Menge mehr, die Sie dann später, anhand der Tafeln, kennen lernen werden. Es drücken sich also nicht nur organische Anomalien oder Beschwerden in den Füssen aus, sondern Charaktereigenschaften und Verhaltensweisen werden ebenso sichtbar.

Wenn man nun den Menschen als Ganzes betrachtet und weiss, dass sich Gemütsverfassungen auch in körperlichen Leiden niederschlagen können, wird klar, dass mit einer physischen Behandlung auch immer die Seele behandelt wird.

Am wichtigsten bei der Reflexzonenmassage ist das Erkennen der Krankheitsursache. Das heisst, dass wir genau analysieren müssen, welche seelische Disharmonie sich in einem körperlichen Unbehagen (wie Müdigkeit, Kopfdruck oder Ähnliches) oder in einer ernsteren organischen Krankheit manifestiert hat. Wenn wir lediglich die physischen Beschwerden beachten und therapieren, betreiben wir nur Symptombehandlung, und das Leiden wird immer wieder – manchmal auch in verschiedenen Ausdrucksformen – auftreten. Damit wäre das Ziel, Körper, Geist und Seele zu harmonisieren, verfehlt. Sprichwörter, die sich im Volksmund niedergeschlagen haben, helfen uns, die Sprache des Körpers besser zu verstehen, auch wenn wir sie oft benutzen, ohne genauer darüber nachzudenken. Bei der Fussarbeit können uns solche Sprüche nützen, denn dadurch finden wir den Kern der Beschwerden heraus.

Organsprache im Volksmund

Kopf: Es gibt Leute, die wollen mit dem Kopf durch die Wand. Andere sind dickköpfig, handeln kopflos oder »zerbrechen« sich sogar den Kopf!

Augen: Wir können blind sein vor ungeweinten Tränen oder sehen den Tatsachen ins Auge. Wir sind weitsichtig – oder kurzsichtig.

Ohren: Haben wir ein offenes Ohr? Schenken wir anderen Gehör? Sind wir ganz Ohr?

Nase: Es gibt Leute, die wir nicht riechen können. Manche haben auch die Nase voll.

Zähne: Es gibt Sachen, an denen wir uns die Zähne ausbeissen können.

Hals: Ein stolzer Nacken. Oder unbeugsam wie ein Held. Hartnäckig!

Schilddrüse: Es gibt Dinge, die jemand nicht schlucken kann. Sag's, sonst gibt's einen Kropf!

Schultern: Es gibt Menschen, die ihr Kreuz tapfer tragen. Andere laufen mit hängenden Schultern durch die Welt.

Rücken: Die Probleme haben sie oder ihn gebrochen. Der Gram hat sie gebeugt.

Herz: Das Herz kann einem vor Glück zerspringen. Das Leid hat ihm oder ihr das Herz gebrochen. Das Herz kann einem weh tun, wenn man nur an das Elend denkt.

Magen: Diese Aufgabe liegt mir im (auf dem) Magen. Schon bei dem Gedanken zieht sich der Magen zusammen. Der Magen dreht sich einem um.

Leber: Jemandem ist eine Laus über die Leber gelaufen.

Gallenblase: Die Galle kommt einem hoch, wenn man nur daran denkt. Es gibt Menschen, die sind grün und gelb vor Neid, rot vor Wut, grau vor Gram oder weiss vor Schreck.

Nieren: Das Erlebnis geht mir an die Nieren.

Gelenke: Der Schreck ist mir in die Glieder gefahren.

Haut: Das Elend geht einem unter die Haut. Aus der Haut fahren. Dünnhäutig sein.

Füsse: Mit beiden Beinen auf dem Boden stehen. Auf grossem Fuss leben.

Organsprache bei Schmerzen und Beschwerden

Kopf: Übertönung des Verstandes und des eigenen Willens
Schilddrüse: Nicht-Geschlucktes schnürt den Hals ab
Schultern: Sein Kreuz niedergedrückt tragen
Herz: Emotionen aufnehmen
Lunge: Traurigkeit – Hoffnungslosigkeit
Leber, Gallenblase: Ärger und Zorn
Magen: Belastungen festhalten
Bauchspeicheldrüse: Angriffe einstecken und grübeln
Nieren, Blase: Angst, auch vor Liebesverlust
Darm: Unverdaute Probleme
Wirbelsäule: Tragfähigkeit um jeden Preis
Knie, Gelenke: Gefühle verdrängen
Genitalien: Partnerprobleme

Die Reflexzonen als Spiegel des Körpers

Grundsätzlich ist, wie schon gesagt, bei einer Fussreflexzonen-Behandlung jeder Körperteil und jedes Organ beeinflussbar. Um ein Beispiel zu nennen: Ein gerötetes und entzündetes Auge kann über die Füsse mit Energie versorgt und sogar geheilt werden. Die Durchblutung wird angeregt, dadurch werden Schlacken abtransportiert und der Körper aktiviert die selbstheilenden Kräfte. Bei einer Augenverletzung ist der Schmerz in Sekunden in den Augenzehen angelangt.

Die folgenden Abbildungen zeigen Ihnen, über welche Fussregionen Sie die einzelnen Körperteile erreichen können. Auf den ersten Blick könnten Ihnen diese Tafeln ein wenig verwirrend vorkommen. Sie dürfen aber sicher sein, dass Sie sich rasch damit zurechtfinden. Dabei setze ich voraus, dass Sie wissen, wo sich die Organe im Körper befinden und was sie für Funktionen haben. Dann können Sie sinngemäss arbeiten. Wenn Sie Ihren Patienten aufmerksam beobachten und auf Ihre Intuition bauen, wird Ihnen bald klar sein, welche Behandlung Nutzen bringt und wie Sie die Verspannungen und Energieblockaden lösen können.

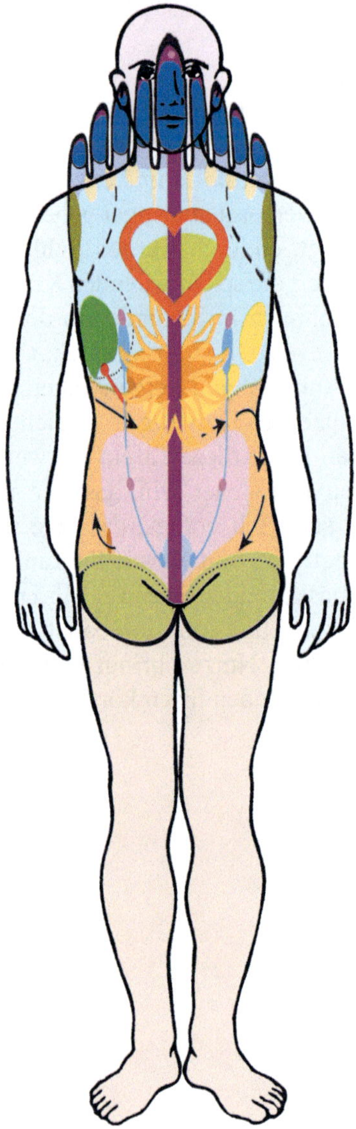

Abb. 1: Wo sind welche Reflexzonen? Schema als Hilfe und Gedankenstütze

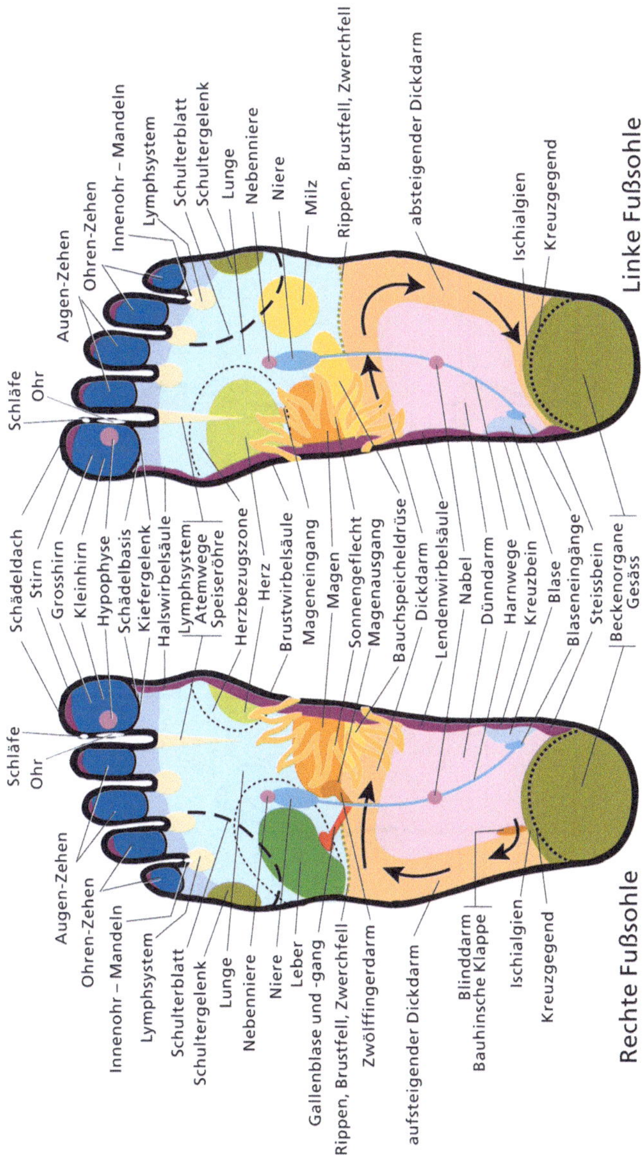

Abb. 2: Die Reflexzonen der Füsse

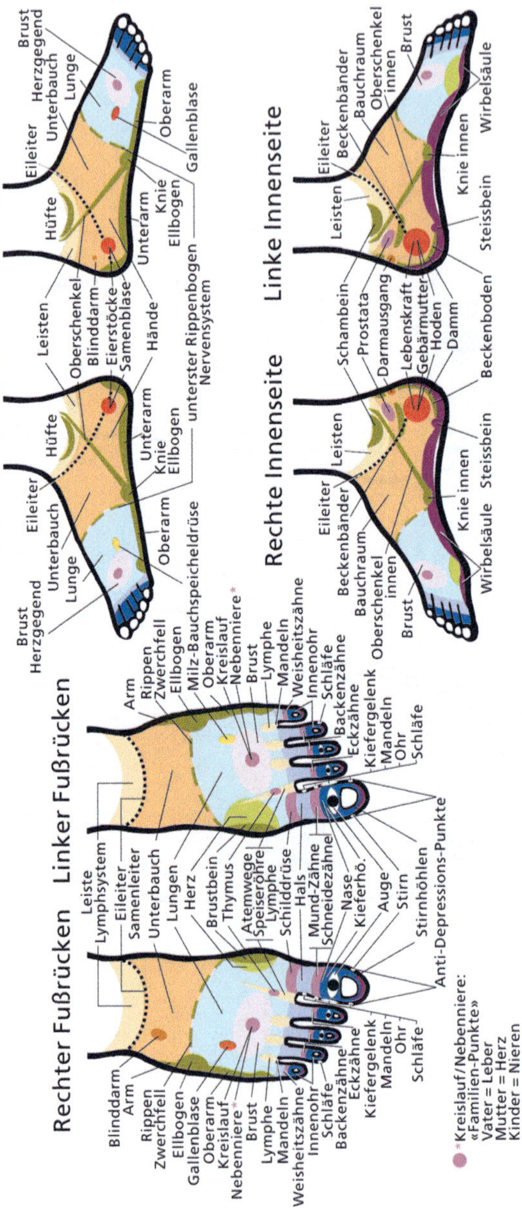

Abb. 3: Fussrücken, Aussen- und Innenseite

Die praktische Behandlung

Im Behandlungsraum sollte eine angenehme, ruhige Atmosphäre herrschen.

Die Unterlage, auf die sich der Patient legt, darf nicht zu weich sein. Am besten eignet sich eine Liege mit durchgehender Matratze oder eine Matte auf dem Boden.

Der Patient sollte lockere Kleidung tragen, die ihn nicht beengt und die Zirkulation behindern (enge Hosen, Büstenhalter oder Gürtel müssen gelockert werden). Der Rücken soll Kontakt mit der Unterlage haben. Die Schulterblätter sind wie Flügel, die geöffnet werden. Darunter sitzt sehr oft viel seelischer Schmerz, der sich körperlich manifestiert.

Wenn wir sanft über die Arme und Hände streifen, sie so ablegen, wie es sich ergibt, fliesst schon viel unnötige Spannung ab. Die Ellenbogen helfen besonders dabei, ebenso die Fingerspitzen.

Der Kopf und damit die Wirbelsäule werden behutsam gezogen, von der Schädelbasis aus, so dass ein langer Nacken entsteht. Damit lässt sich der Atem meist schon bis in den Bauchraum ausbreiten. Die Haare helfen ableitend, das »Zuviel« loszulassen. Die erste Entspannung setzt ein. Wenn sich der Patient unwohl fühlt oder Schmerzen, die besonders in der Schulter oder Nackengegend auftreten können, verspürt, können Sie durch ein Kissen Abhilfe schaffen. Es ist wichtig, dass sich der zu Behandelnde behaglich und locker fühlt.

Die Knie nicht durchhängen, sondern sie sollten mit einer Rolle abgestützt sein.

Danach betrachten Sie sich die Füsse genau. Suchen Sie nach Anzeichen, die Ihnen etwas über die körperliche und seelische Verfassung verraten können. Seien Sie sich immer bewusst, dass Sie durch die Fussmassage die Energien verstärken und in den Organismus eingreifen können. Wenn Sie aufmerksam und liebevoll vorgehen, können Sie auch auf Ihre Intuition vertrauen.

Es ist wichtig, mit dem rechten Fuss zu beginnen, um nicht zu direkt die Herzseite zu berühren. Wechseln Sie aber nicht zu schnell zum anderen Fuss über. Üben Sie einen ruhigen Druck auf die verschiedenen Fusszonen aus. So geben Sie einen gezielten Impuls an die entsprechende Körperstelle. Behandeln Sie einen Punkt möglichst lange, damit Sie sichergehen können, dass die gewünschte Wirkung erzielt wird. Wenn sich der Schmerz verflüchtigt, Verspannungen gelöst sind und der Patient Wohlgefühl empfindet, haben Sie Ihr Ziel erreicht.

Besonders hilfreich ist die Arbeit an den Füssen während und nach der Geburt, auch für den Vater und das Kind. Dadurch werden Traumata und Verspannungen gelöst und Kräfte für das Leben entfaltet.

Nach Operationen, vor allem dann, wenn die Fussreflexzonenarbeit schon bekannt ist, ist der dritte Tag optimal, um alle Organfunktionen wieder gut in Gang zu bringen.

Bei Verstauchungen wird am unverletzten Fuss ruhig und so tief wie möglich ganz langsam begonnen, ehe dann am anderen, so gut es eben geht, gearbeitet wird.

Die Fussreflexzonentherapie eignet sich hervorragend bei Mutlosigkeit und Müdigkeit – »immer, wenn du meinst, es geht nicht mehr!«

Möglicher Behandlungsablauf

1. Lagerung – Kontaktnahme – Sehen – Fühlen – Vertrauen wecken.
2. Zuerst rechten, dann linken Fuss an den Fersen kreisen, dann Grosszehe im Grundgelenk langsam nach rechts und links kreisen.
3. Wirbelsäule am inneren Fussknochen erfühlen, dann so breitflächig wie möglich die Spannungen neben der Wirbelsäule mit ruhigem klarem Druck auflösen.
4. Halswirbelsäule am inneren Fussknochen in Richtung Schultergelenk lösen und über den ganzen Schulterraum bis in Arme und Hände auf den Aussenseiten der Füsse zu den Fersen weiterarbeiten. Dabei werden bereits alle Gelenke bis zu den Knien und Hüften angesprochen.
5. Nacken am Grosszeh freimachen – Hypophyse sedieren – Kopf-

zonen bis in den Schulterrand durcharbeiten. Alle Zehen bis ins Lymphsystem am Fussrücken massieren.
6. Am rechten Fuss Lunge – Leber massieren, dann Gallengang ableiten zum Zwölffingerdarm. Dann weiter Niere – Harnweg nach unten zur Blase streichen.
7. Am linken Fuss Lunge – Milz gut durcharbeiten und ebenfalls über die Nieren zur Blase sorgfältig in den Energiefluss bringen.
8. Magen – Sonnengeflecht unter dem Fussballen, dann Bauchspeicheldrüse in der Mitte der Wirbelsäule rechts und links möglichst gleichzeitigen, entspannenden Druck geben.
9. Niere – Harnweg zur Blase im Kreuzgebiet hin in Fluss bringen. Bei den Beckenbändern entspannen, also unter den inneren Knöchel beidseitig.
10. Darmgebiet anregend massieren, entsprechend dem Darmverlauf.
11. Unterleibsorgane rund um den Knöchel, rechts und links, über den ganzen Fussrücken verbinden, einen Fuss nach dem anderen.
12. SOS-Punkte und Meridiane zum Abschluss harmonisierend anregen.

Besonders schmerzhafte Zonen nochmals erfassen, bis ein gutes Weh-Wohl entsteht. Sorgfältig beide Fersen umfassen und mit dem Atemrhythmus sanft ziehen.

Ausführlicher Behandlungsablauf der Reflexzonenarbeit am Fuss

1. Kontakt aufnehmen mit den Füssen des zu Behandelnden. Sanft darüber streichen und die Auffälligkeiten aufmerksam betrachten.

2. Lagerung: Rechts beginnend über sanftes Ausziehen der Schulterblätter den Brustraum erweitern. Mit der anderen Hand in der Höhe der Nieren das »Tor der Geistseele« öffnen. Die Tore der Geistseele sind im Blasenmeridian Nr. B 47 zu finden. Als nächstes Schulterbereich und Becken im Ileosakralgelenkgrübchen verbinden. Das Gleiche links. Entspannendes Lösen der Halsmuskeln vom Schulter-

rand bis zur Schädelbasis und damit die Verbindung Hals – Kopf sanft befreien. Lösendes Abstreifen auch über die Haare und darüber hinaus einige Male. Von den Füssen her, sitzend, Blasenmeridian in der Kniekehle rechts nach unten entladen mit der rechten Hand. Die linke Hand leitet die Energie der vorderen Meridiane nach oben. Die linke Seite umgekehrt behandeln.

3. Sicht- und Farbkontrolle. Besondere Belastungen von Organen oder Körperstellen lassen sich über die Hornhaut erkennen. Feststellen, was der Patient besonders braucht. Zartere oder festere Behandlung zum Beispiel. Sind die Füsse feucht oder trocken, bedeutet das Nerven- oder Schilddrüsenbelastung. An der Temperatur erkennt man bessere oder schlechtere Durchblutung im Kreuz. Passen die Füsse zum Körper oder zeigt sich eine Diskrepanz, zum Beispiel kleine Füsse bei einem grossen Menschen oder umgekehrt? Das heisst dann: vorsichtig arbeiten, um nicht zu viel auf einmal auszulösen.

4. Sanftes, *langsames* Kreisen am Fuss, zuerst rechts an der Ferse haltend den Beckenraum lockernd. Danach die grosse Zehe sanft kreisen, zuerst rechts-, dann linksseitig. Dadurch lösen sich Spannungen im Hals-/Nackenbereich und es erfolgt eine bessere Durchblutung des Kopfes. Wird zu schnell gekreist, kann dem Patienten schwindlig werden.

5. An der inneren Knochenkante des Fusses die Wirbelsäule erfühlen und mit klarem breitem Druck des Daumens, vom Mittelgelenk her, nach der Fussinnenseite, die Nervenaustrittsstellen befreien. Dadurch lassen sich Muskelverspannungen im Fuss und im Rücken lösen. So ist es möglich, mindestens zehn Zentimeter breit auf jeder Wirbelsäulenseite eine bessere Durchblutung und ein entsprechend wohliges Wärmegefühl im ganzen Körper zu entwickeln. Besondere Betonung braucht die Rundung der Lendenwirbel und des Kreuzbeines bei den inneren Knöcheln. Zuletzt bewussten Druck möglichst beidseitig auf das Steissbein mit Beobachtung des Atems, der damit leichter in den unteren Beckenraum fliessend kann. Den Beckenboden am äussersten Fersenrand ringsum entlasten und damit den ganzen Unterleib besser durchbluten.

6. Steissbeinbetonung gleicht zu viel Schmerz oder zu viele Emotionen aus. Auch auf Magen – Sonnengeflecht beruhigenden Druck ausüben, beidseitig, klar unterhalb des Fussballens (= Rippen). Eventuell Mageneingang links oder Magenausgang rechts besonders entspannen. Diese Punkte zusammen sind immer eine Hilfe, wenn unerwartete Wirkungen während der Behandlung auftreten! Bauchspeicheldrüse auf dem Mittelfussknochen gut durchbluten, bis der Schmerz am Fuss verschwindet und sich ein entlastendes warmes Magengefühl ausbreitet. Nieren – Harnweg – Blase ableiten.

7. Klares Erfühlen der Halswirbelsäule am Fuss mit dem Daumen und damit Prüfen der Wirbelkörper durch bestimmten, relativ starken Druck. Suchen, ob ein Wirbelkörper, analog zur ganzen Halswirbelsäule, aus der Reihe tanzt. Hier kann sie gefahrlos geordnet werden. Allerdings wird der Schmerz sehr intensiv sein! Es sollte ein Weh-Wohl entstehen. Wichtig ist die Ausrichtung von der Kante des Zehengrundgelenkes der Fusssohle in Richtung Aussenkante des Fusses. Weiter verstärken wir das Fliessen der Energien in Richtung Armzonen durch Entstauung des Schulterraumes an den Grundgelenken sämtlicher Zehen. Anschliessend den ganzen Arm beleben – an der Aussenseite des Fusses mit Daumen und Zeigefinger recht breitflächig von der kleinsten Zehe an bis zur Ferse. Das bedeutet Durchblutung des Körpers von Kopf über die Hüfte bis zum Fuss. Besonders entspannend wirkt zusätzlich die Arbeit von den Ellenbogen – Kniegelenken aus dem Hüftbereich über die Oberschenkel innen und aussen. Dies einige Male wiederholen.

8. Lösung der durch den Engpass des Halses oft schmerzhaft verspannten Schädelbasis in Richtung Hypophyse, dem Mittelpunkt der Spirale auf der Unterseite der grossen Zehe. Sanften Druck verstärken und damit die Hormonsituation ausgleichen. Ein stechender Schmerz gleich einem Nadelstich zeigt an, dass die Oberaufsicht über die Drüsenarbeit Schwierigkeiten bereitet. Diese ist zum Teil bedingt durch Schulterverspannungen, die ihre Ursache sowohl im Körperlichen wie im Seelischen haben können. Natürlich sind sowohl Pubertät, Schwangerschaft und Wechseljahre mitbestimmend.

Weiter die Kopfzonen an den Zehen durcharbeiten. Auf den Schmerzstellen länger sanften Druck ausüben, bis der Schmerz verschwindet.

9. Gut einfühlen in die Spannungen des Gesichts auf der Oberseite der grossen Zehen und konsequent, aber ruhig durcharbeiten. Mit zwei Fingern von jeder Seite der Zehen Stirn, Augen, Nase, Mund und Zähne bis zur Schilddrüse durch Druck durchbluten. Bei Stirn- und Kieferhöhlenvereiterungen besonders ausgiebig bis in die Ohrenzonen arbeiten, um eine gute Reinigung aller Nebenhöhlen und auch der Zahnwurzeln zu erreichen. Dies geschieht über alle Zehen synchron an beiden Füssen zusammen.

Unterhalb der breitesten Stelle der grossen Zehe, der Ohren, befinden sich die Mandeln, die meist besonders dankbar für eine gute Durchblutung sind. Damit wird auch das Lymphsystem angesprochen, mit gutem Lösen tief in den Graben zwischen der grossen und der ersten kleinen Zehe. Dort liegen im Bereich der oft verschleimten Bronchien und der Thymusdrüse auch die seelischen Belastungen im Brustraum, das Kummergrübchen!

Also sanft eindringen, um nicht zu grosse Emotionen auszulösen. Alle Zehen gleichzeitig behandeln, gut durchdringend auf allen Seiten mit leichtem Zug. Besonders vorsichtig bei den zwei Augenzehen, bei Netzhautablösung oder empfindlichen Augen nur sedieren.

Zwischen den zwei kleinsten Zehen erreichen wir nochmals im Detail das Innenohr mit Gleichgewichtsorgan und ebenso die Mandeln mit Zugang über den Hals in den Schulterraum. Überall auf den ersten Gelenken sind die Zähne zu finden, Weisheitszähne an den kleinsten Zehen.

Es folgen die Backenzähne, Eckzähne an der zweiten Zehe und Schneidezähne besonders an der grossen Zehe. Grossräumiges Ausstreichen der Zehenansätze zur Entlastung der Lymphe wirkt wohltuend.

10. Mit sanftem Streichen Verbindung schaffen über die ganze Oberseite des Fusses zum Rist hin und rund um die Knöchel innen und aussen zum Bein. Damit wird die ganze Vorderseite des Körpers bis

zum Lymphsystem in der Leiste angesprochen und dadurch gereinigt.

11. Am rechten Fuss mit der rechten Hand die Herzzone schützend halten, mit der linken Hand Leber und Lunge gut durchmassieren, über den Gallengang ableitend zum Zwölffingerdarm hin. Darauf Niere – Harnwege zur Blase hin abstreichen.

Am linken Fuss mit der linken Hand dem Herzen Geborgenheit vermitteln und mit der anderen Hand Lunge – Milz massieren und dann in Richtung Bauchspeicheldrüse Harnwege ableiten. Wieder Nieren – Harnwege zur Blase hin entleeren.

12. Immer wieder Niere – Harnwege bis in die Blase im Kreuzbeinbereich lösend beeinflussen, von oben nach unten. Die Harnwege von Rückständen reinigen, die oft fühlbar wie kleine Steine und entsprechend schmerzhaft sind.

Am Blaseneingang findet sich oft eine Spannungsstelle, die bei chronischen Beschwerden unangenehm, meist dumpf, schmerzt. Spitzer Schmerz zeugt von akuten Beschwerden. Anschliessend den Beckenbändern beidseits gleichzeitig, direkt unterhalb der inneren Knöchel, zur Entspannung einen guten Druck angedeihen lassen, was sehr wohltuend wirkt.

13. Die Magen – Sonnengeflechtzone unterhalb des Fussballens hilft über guten, ruhigen Druck Spannungen auszugleichen. Die Bauchspeicheldrüse auf den Mittelfussknochen an der Wirbelsäule braucht sanften, nachhaltigen Druck. Diese Griffe sind an beiden Füssen gleichzeitig auszuführen, was sehr angenehm wirkt. Wieder werden über die Nieren Schadstoffe zur Blase abgeführt.

14. Am rechten Fuss am oberen Fersenrand beginnend kreisend die Darmperistaltik im Uhrzeigersinn anregen. Die Giftecke unterhalb der Leber gut ausputzen über den querliegenden Darm. Dünndarm auch im Uhrzeigersinn bewegen. Nochmals durch den ganzen Dickdarm, dann sehr bewusst unterhalb der Bauchspeicheldrüse mit ruhigem Druck auf die Wirbelsäule zum linken Fuss überleiten. Mit

der rechten Hand weiterfahren, wieder den querliegenden Dickdarm kreisend entstauen. Unterhalb der Milz gut durcharbeiten und breitflächig über den äusseren Fussrand und weiter den inneren Fersenrand zum Darmausgang führen, am oberen Rand des inneren Fersenbeines. Dünndarm ebenso im Uhrzeigersinn bewegen und nochmals über den Dickdarm ausführen. Dann mit gutem Druck die beiden Endzonen an beiden Füssen zugleich über den Anus, am Fersenbein, betonen (z. B. Hämorrhoiden).

15. Beckenboden am Fersenrand bewusst mit beiden Händen aussen und innen entstauen, Eierstöcke – Samenblase aussen und Gebärmutter – Hoden – Penis innen sanft einkreisen. Brennpunkt mit breiten Fingerkuppen suchen und ebenso sanft, aber doch mit gutem Druck betonen. Verbindung schaffend fein kreisend über den Rist unterhalb der Knöchel die Eileiter betonend, etwas breiter die Lymphen, die dann auch ergänzt werden über die oberen Lymphen am Hals, Brust, Bauchraum und wieder in der Leistengegend. Tiefer gehend sind dort ebenso Muskeln und Meridiane bedürftig, um Verbindungen zum Körper zu schaffen. Es ist sinnvoll, am Schluss wieder an beiden Füssen zugleich zu arbeiten, um den ganzen Körper auszubalancieren. Diese Arbeit erfordert eine besonders liebevolle, mütterliche/väterliche Zuwendung, im Bewusstsein, an was wir arbeiten.

Ruhige Betonung der Unterleibsorgane innen, beidseits zusammen führt zu oft fühlbar aufsteigender Lebenskraft in den ganzen Körper.

Breitflächiges Halten der Beckenbänder unterhalb der inneren Knöchel am Schambein, ebenso mit beiden Daumen beidseits, entspannt den ganzen Körper wohltuend.

16. Damit haben wir bereits die sogenannten SOS-Punkte eingeleitet. Sie leisten jederzeit während der Arbeit Hilfestellung, falls eine Überforderung, z. B. durch zu viel Schmerz, sei er körperlich oder seelisch, eingetreten ist.

Ableitend geben wir Druck auf das Steissbein, beidseits gleichzeitig, um die beiden Füsse und damit den Körper wieder in Einheit zu bringen.

Ebenso das Sonnengeflecht im Bereich des Magens. Weiter ableitend zur Taille in Magenhöhe, Leber – Galle, rechts Milz – Bauchspeicheldrüse links, auch das gleichzeitig harmonisierend.

Der »Familienpunkt«, sprich Nebenniere, zur Niere leitend, ohne die grossen Zehen zu bedecken. Damit verbinden sich Leber – Milz und Nieren über den Herzraum und erweitern diesen wohltuend.

Zeigefinger und Daumen umfassen nun die beiden Grosszehen und ziehen langsam nach oben aus. Dies wird auch synchron bei allen kleinen Zehen an beiden Füssen zugleich gemacht, was durch die gesamten Meridiane hindurch sehr harmonisierend wirkt. Darum meine etwas ungewöhnliche Meridian-Einteilung.

Abschliessend noch einmal liebevoll über die Füsse nach unten streichen, über die Wirbelsäule. Dann gut Abstand nehmen und über die Aura mit eigener Öffnung des Scheitelchakras Heilung geschehen lassen, so, wie das im Moment möglich ist …

Kraft – Heilung – Segen

Reaktionen

Reaktionen während der Behandlung

Während der Behandlung kann es zu zahlreichen Reaktionen kommen: Allgemeine Verspannung weist auf Angst vor dem Unbekannten oder vor zu viel Schmerz hin.

Bei fehlender Lagerung kommt es zu einem mangelnden Energiefluss durch die Knie und das Becken.

Bei der Behandlung ist darauf zu achten, dass der Patient den Atem fliessen lässt und nicht die Zähne zusammenbeisst. Er darf lernen, den Schmerz, auch den seelischen Schmerz, auszuatmen. Gleiches gilt auch für die Gefühle wie Ärger und Wut, manchmal auch Trauer. Sie können, vielleicht mit Tränen, ausgeatmet werden.

Treten Schweissausbrüche auf, warnt das Nervensystem den Behandler, sanfter zu arbeiten.

Kommt es zu einem Zittern des ganzen Körpers – ruhig bleiben, es ist meist eine Heilwirkung. Dies auch auszusprechen und zuzulassen ist sehr wichtig. Es kann unter Umständen für den Patienten hilfreicher sein, die Tränen fliessen zu lassen, anstatt ihn zu trösten. Der Behandler soll beruhigend weiterarbeiten und zur Erdung des Patienten die Fersen ausziehen. Es ist wichtig, dass der Behandelnde immer ganz beim Patienten ist.

Reaktionen nach der Behandlung

Tritt beim Patienten nach der Behandlung eine stärkere Müdigkeit auf, bedeutet das meist, dass die Ausscheidungen noch nicht ausreichend in Gang gekommen sind. Der Körper ist entweder zu geschwächt oder er ist im Augenblick überfordert. Dieser Zustand ist bis zur dritten Behandlung mühsam, aber durchaus auch heilsam für den Patienten. Es ist wichtig, dem Patienten Ermutigung und Hoffnung gebende Wahrnehmung angedeihen zu lassen, um ihn zu unterstützen.

Übel riechende Nieren- und Darmausscheidungen verhelfen zur seelischen Klärung.

Der Schweiss des Patienten kann stärker riechen und frühere Hautausschläge können erneut ausbrechen.

Gibt es eine allgemeine Verschlechterung des Zustands, kommt wie beim Erstverschlimmerungsprinzip in der Homöopathie das vormals Kranke zum Vorschein. Dies gilt vor allem für Krankheiten, die nicht richtig ausgeheilt wurden. Hat ein Patient eine Krankheit mit Zäpfchen oder Grippemitteln unterdrückt, kann es zu einem kurzen Fieberschub kommen. Möglicherweise bekommt ein Patient Fieber, der sonst nie mit Fieber reagiert hat. Das bedeutet im Klartext, dass sein Immunsystem die Arbeit wieder aufgenommen hat.

Unterleibsprobleme befreien sich bei Frauen häufig durch unangenehmen Ausfluss, auch kann sich der Monatszyklus verändern. Hierbei ist zu beachten, dass Verhütungsmassnahmen dann angepasst werden müssen!

Alle Schwachstellen sollen unterstützend, also positiv angesprochen werden. Wenn sich der Allgemeinzustand des Patienten nach spätestens zwölf Behandlungen nicht merklich verbessert hat, macht es Sinn, einen Arzt zu konsultieren.

Verbleibende Schmerzpunkte weisen häufig auf den Ursprung des Leidens hin.

Kontraindikationen

Es ist sehr wichtig, dass Sie eine für Sie ungewohnte eigene Unsicherheit hinterfragen und das eigene Gefühl ernst nehmen. Klären Sie ab, ob Sie wirklich alle Informationen erhalten haben bezüglich des Allgemeinzustands und der Medikamente des Patienten, z. B. Blutdruckmedikamente, Insulin, Schmerzmittel etc. Durch die Arbeit an den Füssen können Veränderungen geschehen, die eine Dosisanpassung erforderlich machen.

Niemals die Füsse bei starken chronischen Entzündungen oder hohem Fieber behandeln. Ist eine Erkrankung noch ganz am Beginn, können Patienten, die die Fussreflexzonenarbeit gewohnt sind, in erster Linie ableitend behandelt werden, also: Nieren – Blase – Darm entlasten. Wichtig ist hier eine sehr gute Beobachtung des Patienten!

Beim sogenannten Dreitagefieber der Kinder ist es besonders hilfreich, wenn so gearbeitet wird: Dünndarm – Blase – Niere, Organzeit 13 bis 19 Uhr.

Es wird immer sofort beim ersten Anzeichen von Unwohlsein begonnen. Niemals behandelt wird bei Thrombose, Venenentzündung und frischem Herzinfarkt!

Hat eine Frau bereits eine Fehlgeburt erlitten, ist es sinnvoll, vor einer gewünschten Empfängnis mit der Fussreflexzonenbehandlung zu beginnen, um einen guten Allgemeinzustand und eine ausgeglichene Hormonsituation zu erreichen. Dabei kann das durch die Fehlgeburt entstandene Trauma mit aufgelöst werden, so dass die zu einer Geburt wünschenswerte Entspannung erreicht wird. Mit der Fussreflexzonentherapie darf niemals in der 10. bis 12. Schwangerschaftswoche begonnen werden, besonders dann nicht, wenn die Frau nicht mit Fussreflexzonenarbeit vertraut ist oder bereits eine Fehlgeburt hatte. Eine weitere Fehlgeburt könnte dieser Behandlung angelastet werden.

Bei Patienten mit einer Krebserkrankung darf nur auf explizit eigenen Wunsch des Patienten und ohne jedes Heilversprechen behandelt werden. Vor der Behandlung muss ein Gespräch mit dem Arzt und der Familie stattfinden, um sich abzusichern. Eine Vorhersage, wie sich Krebszellen durch die Therapie verhalten werden, ist nicht möglich, im schlimmsten Fall wird eine Verschlechterung sonst dem Therapeuten angelastet. Im Endstadium bei Krebs ist die Arbeit über die Füsse zur allgemeinen Erleichterung aller Organfunktionen oft sehr hilfreich und wirkt damit auch schmerzlindernd. Ausserdem ist diese Arbeit sehr trostspendend, ebenso für die Helfer, die in dieser Form dem Patienten wesentliche Hilfe leisten können, vorausgesetzt, dass sie der Thematik gewachsen sind.

Bei Multipler Sklerose ist Vorsicht geboten, weil durch die Behandlung ein Schub ausgelöst werden kann. Hier braucht es ein entsprechendes Fachwissen! Im Hintergrund stehen letztlich meist seelische und körperliche Überforderungen. Absprache mit dem Arzt!

Besondere Vorsicht ist bei der Behandlung von Menschen mit Depressionen geboten, vor allem dann, wenn die Patienten unter starkem Medikamenteneinfluss stehen. Durch den lösenden Kraftschub, der aus der Reflexzonenbehandlung entsteht, kann auch die Suizidgefahr erhöht werden.

Als wichtige Kontraindikation gilt: Der Therapeut sollte niemals arbeiten, wenn der eigene Energiepegel sowohl im körperlichen als auch im seelischen Bereich zu tief ist.

Das Gesicht als Spiegel des Körpers

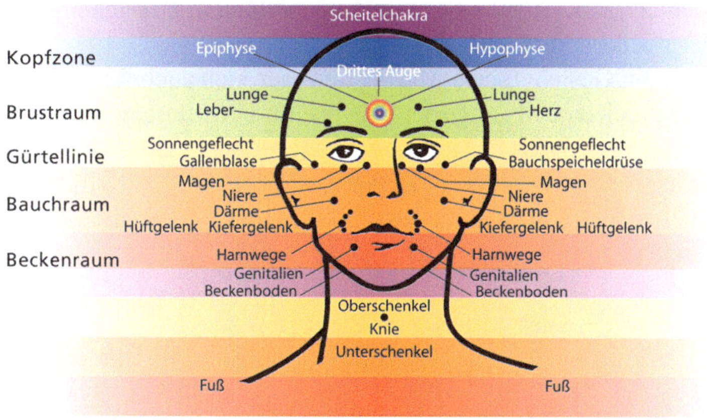

Der »kleine Mensch« in den Großzehen

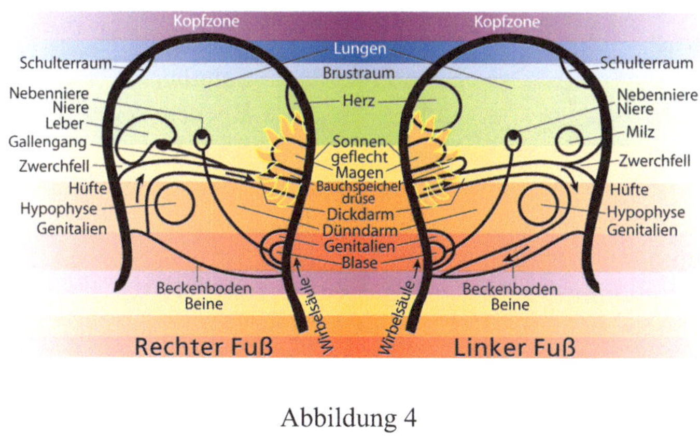

Abbildung 4

Die grossen Zehen

Die beiden Abbildungen zeigen, dass sich die Gesetzmässigkeiten des Lebens im Kleinen spiegeln und sich in allen Bereichen immer wieder wiederholen.

Auf dem Gesicht (siehe Abb. 4) befinden sich auch Reflexzonen, über die durch eine Massage der Organismus beeinflusst werden kann. Man sieht also, dass das Wunder der Schöpfung in allen Details enthalten ist. Diese Erkenntnis hilft uns, segensreich zu wirken. Als Beispiel möchte ich die Dreieinigkeit anführen, die allen Dingen zugrunde liegt.

Geist – Seele – Körper
Bei Pflanzen gibt es diese Dreieinigkeit auch: Blüte – Blätter – Wurzeln.

Jede Region im menschlichen Körper lässt sich nach dem Prinzip der Dreieinigkeit aufteilen:

Geist	Seele	Körper
Kopf	Rumpf	Füsse
Stirn	Augen	Kiefer
Brust	Bauch	Becken
Hand	Ellenbogen	Schulter
Füsse	Knie	Becken
Ohren	Nase	Augen

Auge – Nase und Ohren sind eigenständige Reflexzonen, über die wir immer wieder den ganzen Menschen betreuen können. Es sind gleichsam immer neue Absicherungen, damit bei Verletzungen anderer Bereiche die Impulse zu den möglichst ungestörten Körperabläufen geben.

Diese Erkenntnisse sind über feinfühliges Behandeln erfahrbar und sollen vor allem helfen, den seelischen Ausgleich zu schaffen. Wenn dann jemand das Wunder der Schöpfung, sich in diesen Details wiederholend, erahnen kann, dann ist erneut etwas Wesentliches geschehen.

Auch hier leitet uns der Schmerz zu den »Brennpunkten«. Wenn er dann »verklingt«, werden positive Energien frei. Das heisst wieder – ruhig und bestimmt arbeiten. Reflexe wirklich kommen lassen.

Das Becken mit dem Nabel ist die Mitte, in der Himmel und Erde, Geist und Materie zusammentreffen. Dort wirkt die Schöpferkraft und in dieser Region wächst neues Leben – ein Kind. Nach der Yogalehre heisst das »Hara«.

Die grossen Zehen spiegeln – ebenso wie das Gesicht – wie die Abbildung 4 zeigt, das Ganze. Von dort aus können wir demnach den gesamten Organismus beeinflussen. Gerade über die Kopfzone (Gehirnzone) können wir die Organe und Muskeln wirksam behandeln, als ob wir am Computer sitzen würden. Das Gehirn ist die Zentrale des Organismus und es steuert sämtliche Körperfunktionen. Wenn wir also an der Kopfzone arbeiten, können wir sozusagen Geist zur Materie wirken lassen. Aus diesem Grund ist die Massage der grossen Zehen von entscheidender Bedeutung. (Das Gesicht als Spiegel des Körpers gilt für die obere Seite der Grosszehen ebenso.)

Auch der Atem, der ja die Energien im Körper verbreitet, kann über die grossen Zehen beeinflusst werden. Indem wir mit beiden Zeigefingern die Zehen an der schmalsten Stelle leicht ziehen, gewährleisten wir einen ungehinderten Atemfluss.

Wenn wir die Zehen mit der ganzen Hand behutsam umfassen und nach oben streichen, können wir negative Kräfte ableiten.

Sorgfältiges Händewaschen sollte nach jeder Massage eine Selbstverständlichkeit sein, bei diesem Vorgang können Sie sich bewusst machen, dass Sie alles Negative mit abwaschen.

Die Halswirbelsäule

Die Halswirbelsäule ist erstaunlich in ihren Verbindungen zum ganzen Körper. Bei guter Arbeit ist es möglich, über die Halswirbel jeden Finger gezielt zu durchbluten.
Also: Von oben nach unten –

1.	Halswirbel	= Daumen	= Kopf
2.	Halswirbel	= Zeigefinger	= Brustraum
3. + 4.	Halswirbel	= Mittelfinger	= Gürtellinie
5.	Halswirbel	= Ringfinger	= Bauchraum
6. + 7.	Halswirbel	= Kleine Finger	= Beckenraum

Ausserdem ist es absolut wichtig, ja entscheidend, dass diese Wirbel in ihrer Ausstrahlung zu den Nervenbahnen durchgängig sind. Die ganze Wirbelsäule ist von dieser Ordnung abhängiger, als wir gewöhnlich denken. Dies ist wohl der Grund, weshalb ein Schleudertrauma so schwerwiegende Folgen sowohl im physischen wie im psychischen Bereich hat.

Am Fuss ist dies leicht übersehbar und völlig ungefährlich zu ordnen, aber manchmal sehr schmerzhaft! Die Chance der Heilung ist gross, weil gleichzeitig auch die verspannten Muskeln gelöst werden, also mit vertieftem Daumendruck breitflächig arbeiten.

Ist die Halswirbelsäule im Lot, ist der ganze Mensch im Lot!

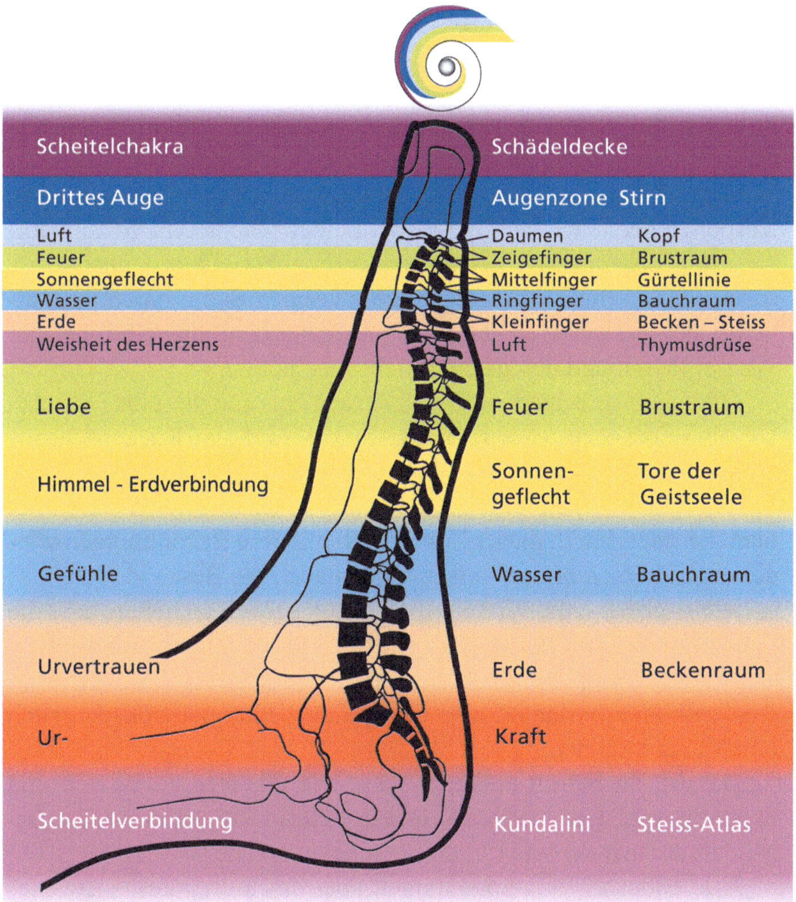

Abb. 5: Bezug der Halswirbelsäule zur Wirbelsäule, den Fingern und den Elementen

Die Meridiane

In der chinesischen Medizin sind die Meridiane schon seit Jahrtausenden bekannt. Bei der Akupunktur und der Akupressur spielt das Wissen um diese unsichtbaren Zonen, die sich über den gesamten Körper ziehen, eine wichtige Rolle. Leider beachtet die Schulmedizin diese Erkenntnisse der uralten östlichen Heilkunst nur wenig, sonst würden die Zusammenhänge zwischen Symptomen und tatsächlicher Erkrankung klarer. Man könnte dann das Übel bei der Wurzel fassen und den ganzen Menschen heilen.

Oft haben verschiedene Beschwerden ein- und dieselbe Ursache. Um ein Beispiel zu nennen: Ein Patient hat Kopf- und Rückenschmerzen, geschwollene Knie, ist ständig müde, lustlos und oft depressiv. Ursache dieser Symptome ist ein gestörter Blasen-Meridian. Wenn man die Energien in dieser Zone durch mehrere Behandlungen wieder zum Fliessen bringt, verschwinden auch die Beschwerden.

Inzwischen ist die Wissenschaft schon so weit gediehen, dass die Energieströme (Meridiane) auf speziell aufgenommenen Fotografien (durch die weiterentwickelte Kirlian-Methode) sichtbar gemacht werden können. Man ist also in der Lage, Energieblockaden auch optisch zu erkennen.

Das ist ein Schritt auf dem Weg, wie Glauben zu Wissen und Erfahren wird. Die subtilen Kräfte der Meridiane verbinden die Organe untereinander wie mit einer Geheimsprache.

Jede Blockade aus Spannungen aber erschwert dieses Zwiegespräch. Der Schmerz als Folge, an der entsprechenden Stelle, wird zum Hilferuf, um die körperliche und seelische Gesundheit zu erhalten.

Solche Blockaden können durch ungesunde Lebensweise (Alkohol, Nikotin, falsche Ernährung) und durch physische und psychische Probleme entstehen. Ein erfahrener Therapeut spürt, dass die Energien nicht ungehindert fliessen und leitet Massnahmen ein, die Erleichterung verschaffen.

Die Erkenntnisse über die Meridiane sind auch für die Reflexzonenmassage von Bedeutung, deshalb lernen wir im Folgenden einiges über die Meridiane. Natürlich kann das Thema hier nicht erschöpfend behandelt werden – das ist eine Wissenschaft für sich. Aber wenn Sie sich die Abbildungen genau ansehen, werden Ihnen einige Zusammenhänge klar, die Ihnen bei der Fussmassage von grossem Nutzen sein werden.

Yin – Yang sind gleichbedeutend wie:
Schatten – Licht
Frau – Mann
Dunkel – Hell
Mond – Sonne
Erde – Himmel
Passiv – Aktiv
Empfangen – Geben

Diese Gegenüberstellung ist nicht wertend! Vollkommene Harmonie braucht immer beides.

Yin
Die Yin-Meridiane führen hauptsächlich auf der Vorderseite des Körpers nach oben. Sie haben mit dem weichen, schutzbedürftigen Teil des Menschen zu tun. Ihr Energiefluss verbindet Mutter Erde mit Vater Himmel.

Yang
Die Yang-Meridiane stellen das väterliche Prinzip dar. Der Rücken ist härter, abwehrbereiter, bietet den Vorderseiten Schutz und verbindet den Himmel mit der Erde.

Sind alle Meridiane in Einklang, so sind wir körperlich wie seelisch in Harmonie. Sie führen durch beide Seiten des Körpers und erfüllen damit den Ausgleich des Tao – der Polaritäten in Körper und Seele.

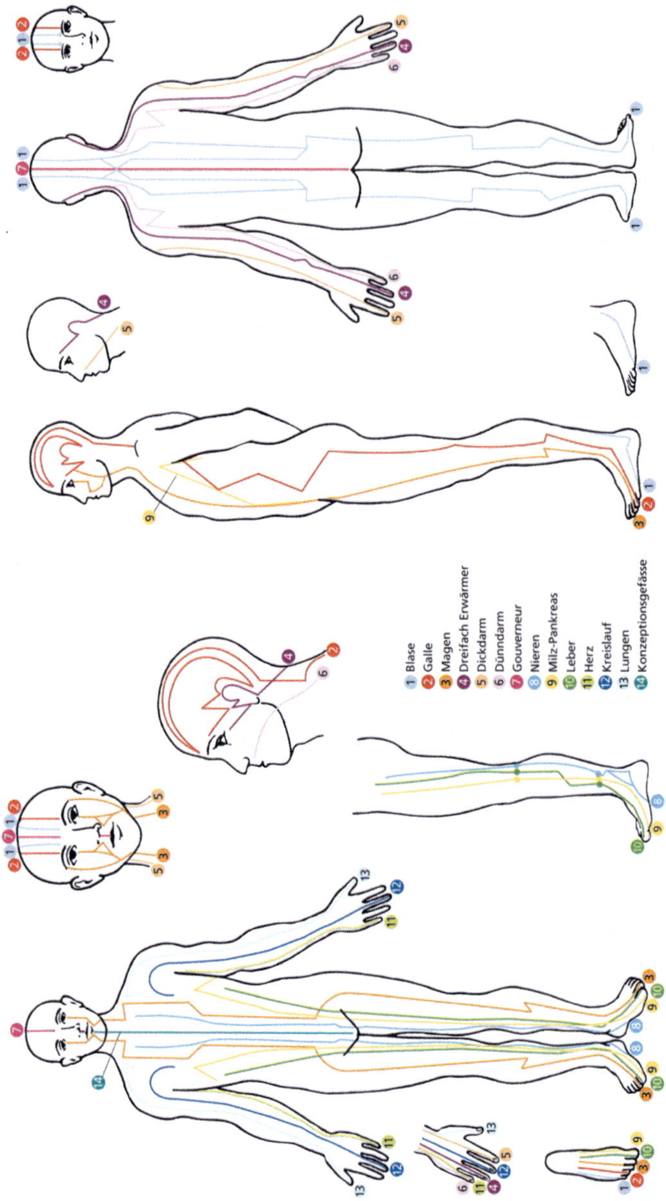

Abb. 6: Die Meridiane: Gesamtübersicht

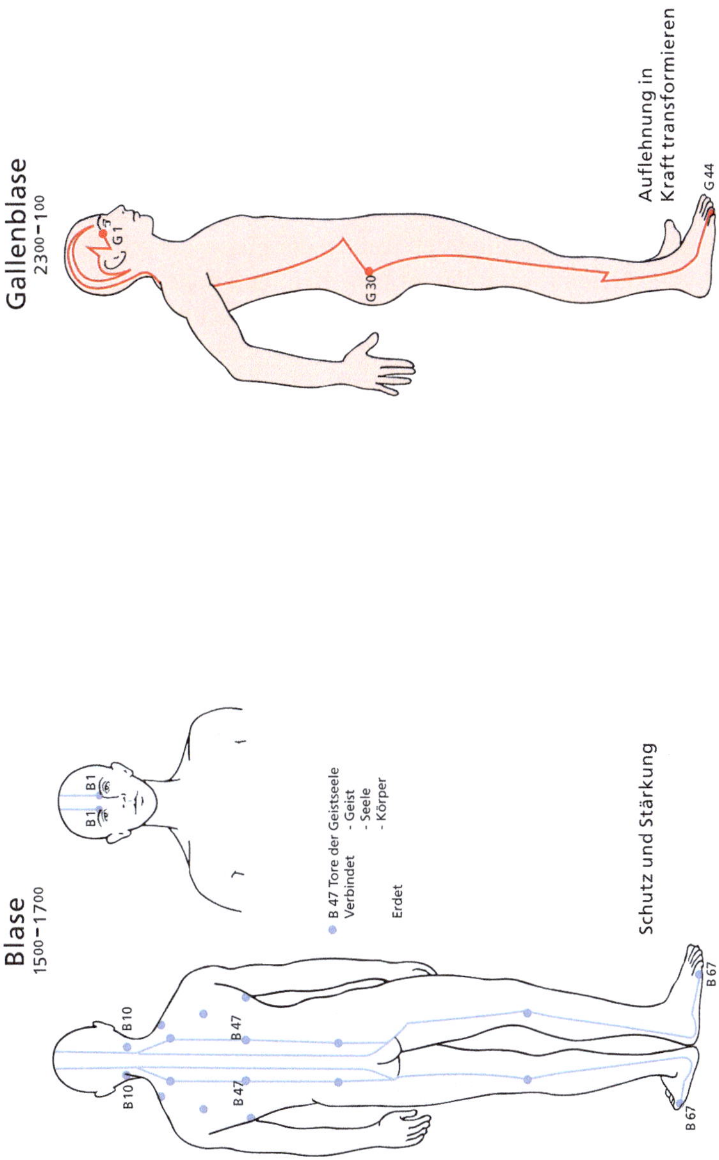

Abb. 7: Meridiane: Blase und Gallenblase

Der Blasen-Meridian – Yang

Der Blasen-Meridian hat nicht nur mit der Blase zu tun, wirkt aber mit ihrer Kraft – je nachdem, wie sie arbeitet. Alle Organe werden mit dieser Kraft verbunden oder bekommen zu wenig davon, wenn die Haltung des Rückens das verhindert.

Das Ende dieses Meridians ist von der kleinsten Zehe her erreichbar. Er führt über die äusseren Kanten der Füsse, die schmerzen können. Alle Gelenke sind davon betroffen. Um die äusseren Knöchel betrifft es den Hüftbereich, aber auch Knie und Ellenbogen am Mittelfussknochen.

Wir sprechen bei Beschwerden dieser Art von Rheuma. Im Grunde ist es eine Übersäuerung der Zellen, die sich logischerweise in den Gelenken am schnellsten äussert. Es ist möglich, dass wir dann an Wadenkrämpfen leiden oder Arthritis in der Kniekehle fühlen.

Ganz bestimmt tun das Kreuz und das Ileosakralgelenk weh, wenn wir durch Spannungen im Becken die Kraft dieses Meridians blockieren.

Die steifen Rücken mit den entsprechenden Schmerzen sind auf diese Zusammenhänge zurückzuführen. Darum sind sie auch meistens zu beheben über die breitflächige Entspannung der Muskeln neben der Wirbelsäule rechts und links an den Füssen.

Schultern und Halszone mit Schädelbasis bieten die nächsten Schranken und Engpässe. Den Fluss zum Kopf dort wirklich in Gang zu bringen, ist entscheidend für unser Wohlbefinden.

Rücken- und Kopfschmerzen, Müdigkeit und Depressionen ebenso wie Gedächtnisschwäche, Sehstörungen und sogenannte Arterienverkalkung hängen von dem Fluss dieses Meridians und sämtlicher anderer Meridiane ab!

Vor allem willensstarke Menschen leiden an dieser Stelle. Das weist uns darauf hin, wirklich loslassen zu lernen, uns in die grossen Zusammenhänge einzufügen und nicht alles selbst tun zu wollen. Dies bezieht sich sowohl auf den Alltag mit dem »Abgeben« wie viel noch nachhaltiger auf das »Nicht mein, sondern dein Wille geschehe«. Der Blasen-Meridian hat mit dem sich beugen Können im positiven Sinne zu tun, also dem Mut in der Demut.

Die »Tore der Geistseele« sind auf diesem Meridian gut zu finden. Sie bieten unter anderem eine Möglichkeit, sich besser zu erden.

Der Gallen-Meridian – Yang

Der Gallen-Meridian beginnt (immer von den Füssen her gesehen) am zweitkleinsten Zeh und berührt die Aussenkante der Füsse und Beine.

Er ist geprägt von verhaltener Wut im negativen Zustand, aber auch von der entsprechenden Kraft im positiven Zustand.

Auch hier ist klar, dass er am ehesten an seinen »Zacken« blokkiert ist, also am Wadenbein, am Oberschenkel und an der Hüfte. Undefinierbare Schmerzen entstehen bei einer Störung im Unterbauch. Bestimmt ist manche vermeintliche Blinddarmstörung ein Gallen-Meridianproblem. Weiter wirkt eine Blockade schmerzvoll bei Menstruationsbeschwerden, denn die Hormondrüsen stehen auch über die Meridiane miteinander in Verbindung (die Gallenblase sowohl mit den Brüsten als auch mit den Eierstöcken).

Weitere Zacken führen zum unteren Rippenbogen, der Energie zurückhält, wenn wir nicht genug zum Beckenboden hin durchatmen. Er berührt auch die Gallenblase rechts und die Bauchspeicheldrüse links. Diese Drüsen haben gemeinsame Verdauungsaufgaben.

Der weitere Verlauf führt innerlich unter den Achseln zum Hals. Stauungen entstehen oft unter dem Schädelbasisknochen. Gleich einem Helm beherrscht er rechts und links den Kopf bis über die Augen und führt mit einer weiteren Abzweigung in die Schläfenzone, wo er die Migräne inszenieren kann, mit Einfluss auch auf Augenflimmern und andere Augenschäden. Hier ist sein Anfang.

Die Kraft dieses Meridians ist gross. In Fluss gebracht, bringt er Mut und Ausdauer. Wut und destruktives Denken sind die Folge von Blockaden im ganzen Körper, die sich auch in Schmerzen oder ernsthaften Krankheiten (etwa Gelbsucht) äussern können.

Der Gallen-Meridian lehrt uns, über das Durchatmen klar Stellung zu beziehen, ohne zu verletzen, weder den anderen noch uns selbst.

Blasen- und Gallenblasen-Meridian sind die einzigen einheitlichen Energieströme, die vom Kopf bis zu den Füssen wirken. Darum sind sie sehr machtvoll.

Nummer 1 ist immer der Anfang der Energiebahnen. Da wir an den Füssen arbeiten, ist die Übersicht von unseren Wurzeln her angesprochen, wie er auch wirkt.

Der Magen-Meridian – Yang

Der Magen-Meridian führt von den mittleren Zehen über das Schienbein, die Kniescheibe und den Oberschenkel in die Leisten über die ganze vordere Mitte zum Kopf. Er berührt Därme, Magenein- und -ausgang. In einer Abzweigung erreicht er die Augenzone. Die andere Abzweigung verursacht das Schläfenkopfweh oder die Migräne. Kein Wunder, dass auch Erbrechen und Augenbeschwerden zu diesen Problemen gehören, wenn wir den Verlauf des Meridians betrachten!

Da er den Kieferbereich beherrscht, haben auch Neuralgien und Trigeminusprobleme mit diesem Meridian zu tun.

Der Magen-Meridian ist abhängig von unserer Haltung. Freies Atmen vermindert den »Druck auf den Magen«.

Ausserdem klärt er die »Sicht« zur Objektivität im Augenbereich.

Der Magen-Meridian lehrt uns, nichts in uns hineinzufressen, sondern uns dem Leben zu stellen.

Magen und Sonnengeflecht sind vom Fuss her gesehen eines. Das weist auf die Wichtigkeit des Nervensystems hin, das von unseren Emotionen gesteuert ist.

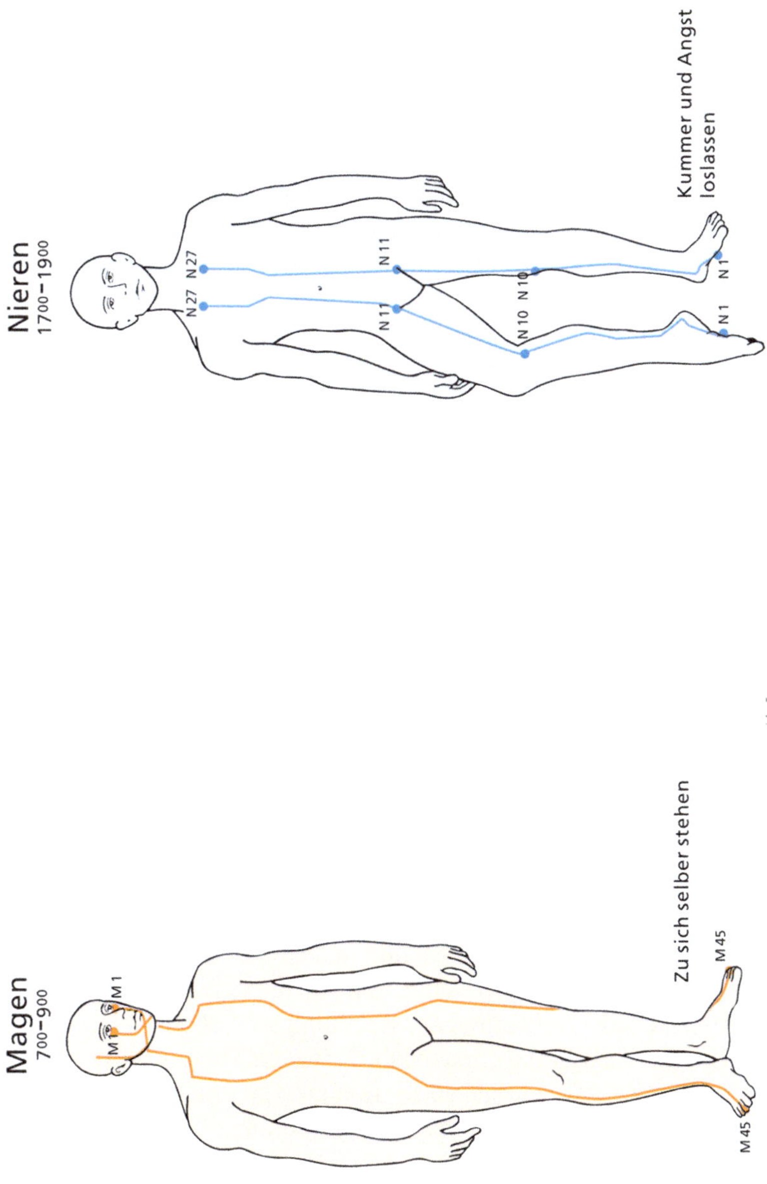

Abb. 8: Meridiane: Magen und Nieren

Der Nieren-Meridian – Yin

Der Nieren-Meridian führt von den Nierenpunkten an den Füssen zum inneren Fussknöchel. Wenn er jahrelang zu wenig »Fluss« hatte, hinterlässt er in der Lendenwirbel-Reflexzone eine Verdickung, die durch Harnsäure entstanden ist. Das ist meist bei Menschen der Fall, die nur zwei- bis dreimal täglich Wasser lassen müssen. Häufig stecken Ängste als Ursache hinter dieser Veranlagung. Dabei bleiben viel zu viele Rückstände im Körper, die Müdigkeit, oft auch Traurigkeit, Angst und Schlaflosigkeit auslösen. Manchmal waren solche Menschen Bettnässer.

Der Meridian führt um den inneren Knöchel herum, berührt dort die Reflexzonen der Beckenbänder, des Ileosakralgelenks, des Kreuzbeins und des Unterbauches.

An den Knie-Innenseiten können Stauungen auftreten, die oft zu massiven Schmerzen oder Wasser im Knie führen. Atemnot, Herzbeschwerden bis hin zu Angina pectoris, Asthma und Allergien hängen mit dem mangelnden Energiefluss auf dem Nieren-Meridian zusammen. Ein sanftes Öffnen der »Knie-Tore« an der Innenseite der Knie kann in Minuten ein befreiendes Gefühl bis in den Kopf auslösen und alle Schwere nehmen.

Vor allem aber sind die Augen abhängig von der Nieren-Kraft. Staut sich das Wasser, sehen die Menschen trüb, wie mit einem Schleier vor den Augen. Wenn man zu wenig Flüssigkeit zu sich nimmt, fühlen sich die Augen sandig an.

Der Nieren-Meridian endet im Brustbereich, wo man den Kummer »spürt«. Auch die Thymusdrüse ist in diesem Bereich zu finden. Sie ist zuständig für das Wachstum und ist am Immunsystem beteiligt. Auch am seelischen Wachstum hat diese Drüse wesentlichen Anteil. Sie hält die Flamme der Hoffnung am Leben.

Um den Energiefluss und die Funktion der Thymusdrüse nicht zu behindern, sollten wir auf eine aufrechte Haltung achten. Wer den Brustkorb einsinken lässt, verschliesst Kummer und Sorgen in seinem Inneren. Natürlich helfen uns Schwierigkeiten und Kummer, zu reifen, aber es ist wichtig, die negativen Energien abfliessen zu lassen. Menschen mit einer aufrechten Haltung bauen Selbstvertrauen auf und überwinden die Angst. Sie haben einen klaren, strahlenden Blick.

Der Leber-Meridian – Yin

Der Lebermeridian verläuft von der Innenseite der Grosszehen über den Rist des Fusses an der Innenseite des Beines zum unteren Bauchraum und den Genitalien. Auch sie sind von der Leberkraft getragen, von der »Lebenskraft«.

Der Lebermeridian ist abhängig von einer guten Kniestellung, die keine Stauungen verursacht. Meistens wirkt ein Druck der Finger in Höhe der Muskelansätze an der Knie-Innenseite sehr befreiend für die Energien der drei Meridiane (Leber-, Nieren- und Milz-Pankreas-Meridian).

Das Fliessen dieser drei Energieströme lässt oft in Sekundenschnelle die Wangen roter und die Augen klarer werden, Kopfweh verschwindet und Kraft und Frische kommen auf.

Der weitere Verlauf dieses Meridians führt innen am Oberschenkel bis in den Bauchraum zum unteren Rippenbogen, wo er dann in der Höhe der Leber nach innen führt und sich dort mit dem Kreislauf-Meridian verbindet. Links sind Milz und Pankreas mitbeteiligt.

Jeder depressive Mensch braucht eine Anregung, ein »Aufhellen« der Leber, sagen die Anthroposophen. Bleiben diese Energien gestaut, sind diese Menschen »Schwarzseher«, aggressiv, und sie haben eine gelblichbraune Haut. Die Mundwinkel sind nach unten gezogen. Reinigen wir dieses Organ über homöopathische Mittel oder die Reflexzonen, wirkt sich das auch auf Seele und Geist aus. Dadurch wird es möglich, Schwierigkeiten anzunehmen und in Erkenntnis, Kraft und Mut umzuwandeln.

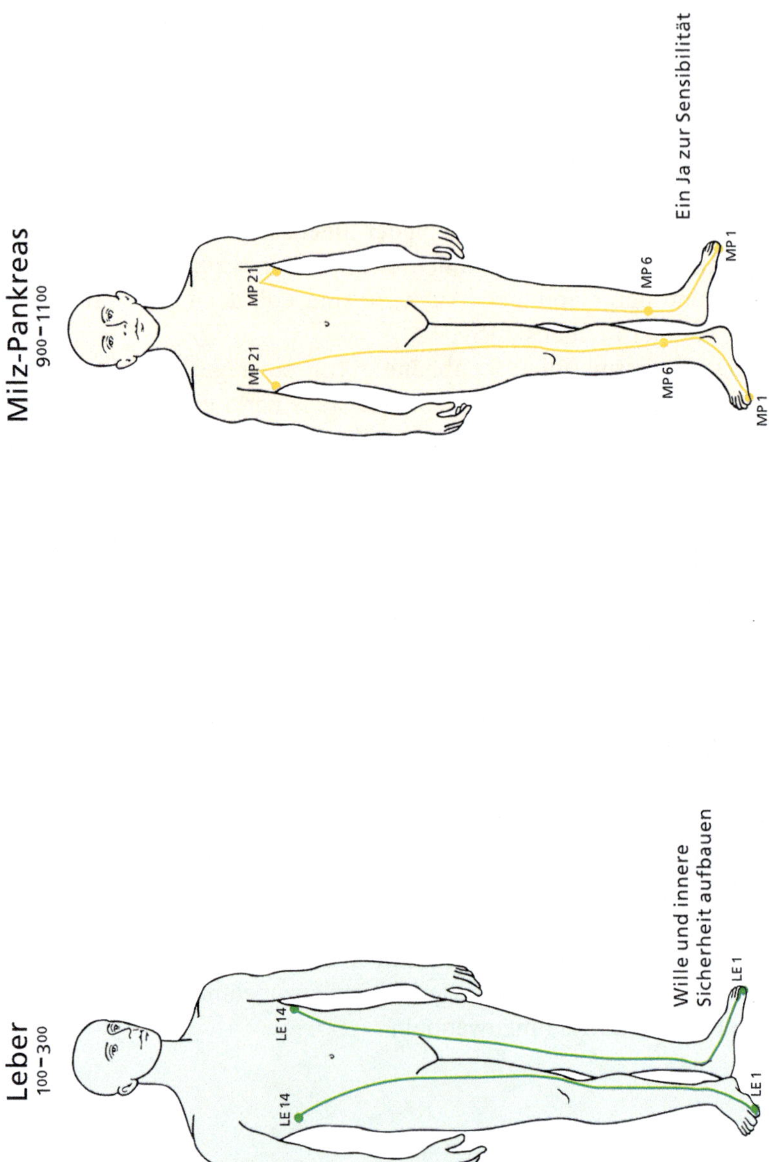

Abb. 9: Meridiane: Leber und Milz – Pankreas

Der Milz-Pankreas-Meridian – Yin

Pankreas = Bauchspeicheldrüse
Der Milz-Pankreas-Meridian verläuft über die äussere Seite des grossen Zehs. Direkt unterhalb des Nagels beginnt dieser sehr wichtige Energiefluss. Ist dort eine Verhornung, so müssen wir nach einer chronischen Entzündung im Körper suchen. Der heftigste Schmerz am Fuss, der nach einigen Behandlungen bleibt, weist darauf hin, wo dieser Herd liegt. Das können die Zähne oder die Mandeln sein, aber auch der Magen oder sehr oft die Eierstöcke, die Blasenregion oder der Darm etc.

Nach dem Verlauf über die Zone des untersten Halswirbels am Fuss sowie die der Bauchspeicheldrüse führt er am Knöchel vorbei zum Unterbein. Hier ist eine sehr wichtige Stelle für drei Yin-Meridiane (Leber, Niere, Milz-Pankreas). Stauen sich dort die Kräfte, fühlen wir uns sehr unwohl. Es können hormonelle Beschwerden, Diabetes, Kreislaufprobleme, Migräne und Depressionen in dieser Region behandelt werden. Oft ist bei einem sorgfältigen Druck auf diesen Punkt rechts und links eine Erleichterung und Erwärmung bis in die Stirn möglich. Wichtig auch bei Stirnhöhlenkatarrhen oder sonstigen Erkältungen.

Der Milzmeridian verbindet sich mit Leber und Milz und endet dann nach einer Berührung der Lymphgefässe unter den Achselhöhlen etwas tiefer am Körper.

Über diesen Meridian kann das Immunsystem gereinigt und geordnet werden. Ein Energiestau hat überdies negative Folgen für das seelische Befinden.

Die Bauchspeicheldrüse reguliert den Blutzuckerspiegel im Körper. Im übertragenen Sinn heisst das, sie schafft Ausgleich zwischen Geben und Nehmen. Wenn zwischen beidem eine Balance besteht, ist auch der Mensch ausgeglichen und glücklich. Jemand, der seine verletzten Gefühle »in sich hineinfrisst« und nicht loslassen kann, belastet den Milz-Pankreas-Meridian.

Die Milz, die für die Bluthygiene verantwortlich ist, kann bei einem Energiestau nicht richtig arbeiten. Es entstehen Infektionskrankheiten.

Der Milz-Pankreas-Meridian ist besonders wichtig für das seelische Wohlbefinden. Wenn die Energie ungehindert strömt, kann sich allumfassende Liebe entwickeln. Der Mensch strahlt Ruhe und Güte aus und wird von seiner Umwelt geschätzt.

Der Lungen-Meridian – Yin

Der Endpunkt des Lungen-Meridians liegt auf dem Daumen. In der Kunst des Handlesens hat der Daumen mit der Lebenslinie und mit Lebensenergie zu tun.

Dieser Meridian führt über die Aussenkante des Daumens zur inneren Beuge des Ellenbogens und endet unter dem Schlüsselbein. In der östlichen Welt wird die Lunge der Trauer zugeordnet, und wir können uns gut vorstellen, dass sich die Lungenkraft nicht entfalten kann, wenn wir wie eine Trauerweide die Schultern hängen lassen und dadurch nur schwach atmen. Fröhlichkeit hilft, sich über den Atem mit kosmischen Kräften zu verbinden, auch über Singen, Tanzen oder Sport. Ein Spaziergang oder eine Arbeit in der Natur verhelfen uns zur Objektivität im Alltag und zum Aufatmen.

Wichtig kann die Erfahrung werden, dass wir nicht nur mit den Lungen atmen, sondern dass es uns möglich ist, über bewusstes Atmen alle Bereiche des Körpers zu durchfluten, um damit wirklich Lebensenergie in uns aufzunehmen.

Spüren wir den Atem auch im Unterbauch, in den Beinen und Füssen, vereinigen wir uns in Harmonie mit uns selbst, so fühlen wir uns bestimmt ruhig, friedvoll und wirklich lebendig.

Auch bei allen Arm-Meridianen geht unser Einfluss von den Fingern aus, wie bei den Füssen von den Zehen. Der Verlauf der verschiedenen Meridiane ist mit der Nummer 1 als Beginn des Energieverlaufs bezeichnet!

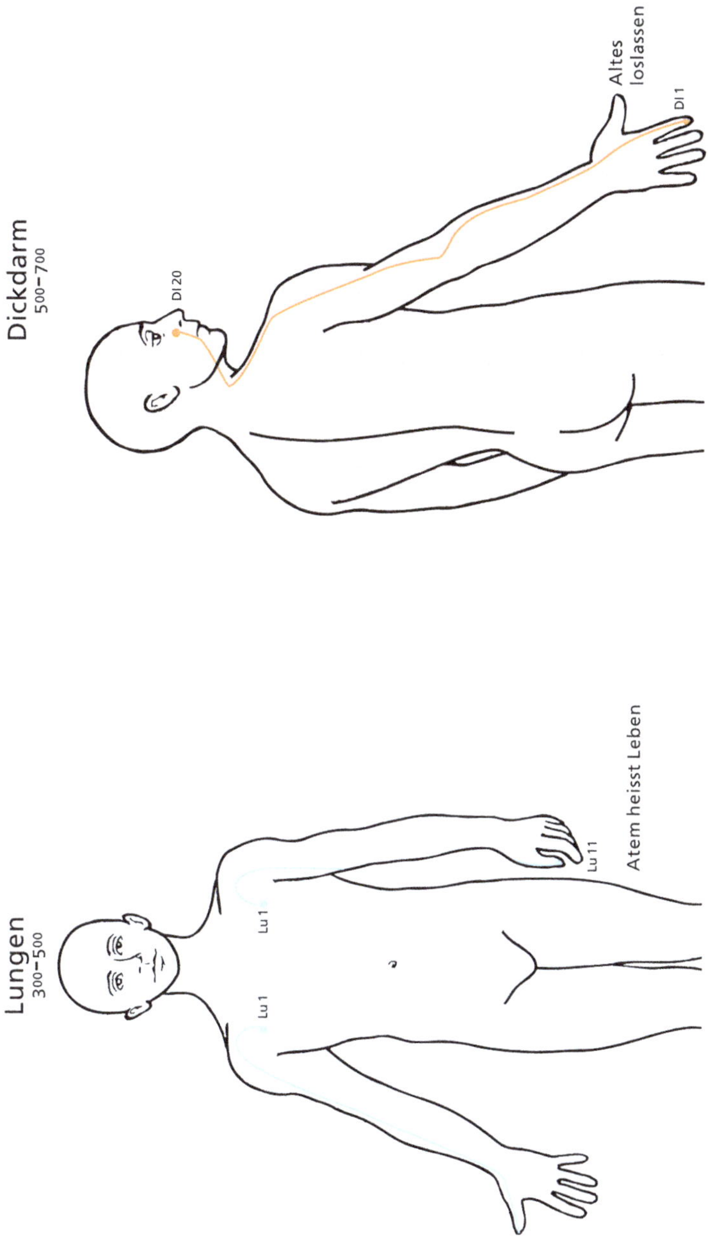

Abb. 10: Meridiane: Lungen und Dickdarm

Der Dickdarm-Meridian – Yang

Der Dickdarm-Meridian beginnt am Zeigefinger an der Nagelbasis und läuft eng am Daumenansatz vorbei, wo wir Mandeln-Lymphentstauung sowie Kieferentspannung bewirken können.

Ist der Zeigefinger von Gichtknoten betroffen oder verkrümmt, zeugt das von unausgeglichener Verdauung.

Ein sehr wichtiger Punkt liegt an der Ansatzstelle des Unterarmmuskels knapp unterhalb des Ellenbogens. Eine Behandlung dieser Stelle kann beim liegenden, entspannten Menschen Galle und Pankreas sofort zum Fliessen bringen. Dabei können wir erkennen, dass diese Stelle genau in der Höhe der entsprechenden Drüsen liegt, wenn wir die Arme an den Körper anlegen.

Mangelnde Reinigung über den Darm kann Rheuma bis in die Schultern auslösen, eben dort, wo der Meridian verläuft.

An den Ansätzen der Nasenflügel geht dieser Meridian entlang. Von dort aus kann er auch in Bewegung gebracht werden. Ausserdem stehen die Nasengänge mit ihren Schleimhäuten mit ihm in Beziehung, und auch bei Erkältungen ist es hilfreich, diesen Energiestrom anzuregen. Dieser Meridian hat die Aufgabe, uns zu lehren, Gelassenheit zu üben, damit wir zu voller Lebenskraft gelangen. Er ist für die Ausscheidungen verantwortlich. Auf die seelische Ebene übertragen heisst das: Wir können Negatives loslassen und sollten nicht in der Vergangenheit leben. Jede Ausscheidung kann uns bewusst machen, dass wir das Gestern hinter uns lassen und dass heute das Leben stattfindet. Wir werden den Augenblick bewusster erleben.

Der Kreislauf-Sexus-Meridian – Yin

Der Kreislauf-Meridian endet am Mittelfinger auf der Seite des Zeigefingers. Dort können wir durch diesen Meridian Kraft und Beruhigung zum Herzen führen. Er zieht sich über die innere Handmitte und den ganzen Arm bis in die Höhe der Brustwarzen.

Dass er auch auf der rechten Seite wirkt, ist ein Hinweis darauf, dass Herzprobleme ebenso stark von Leber, Galle sowie Milz-Pankreas beeinflusst werden wie vom Herzen selbst.

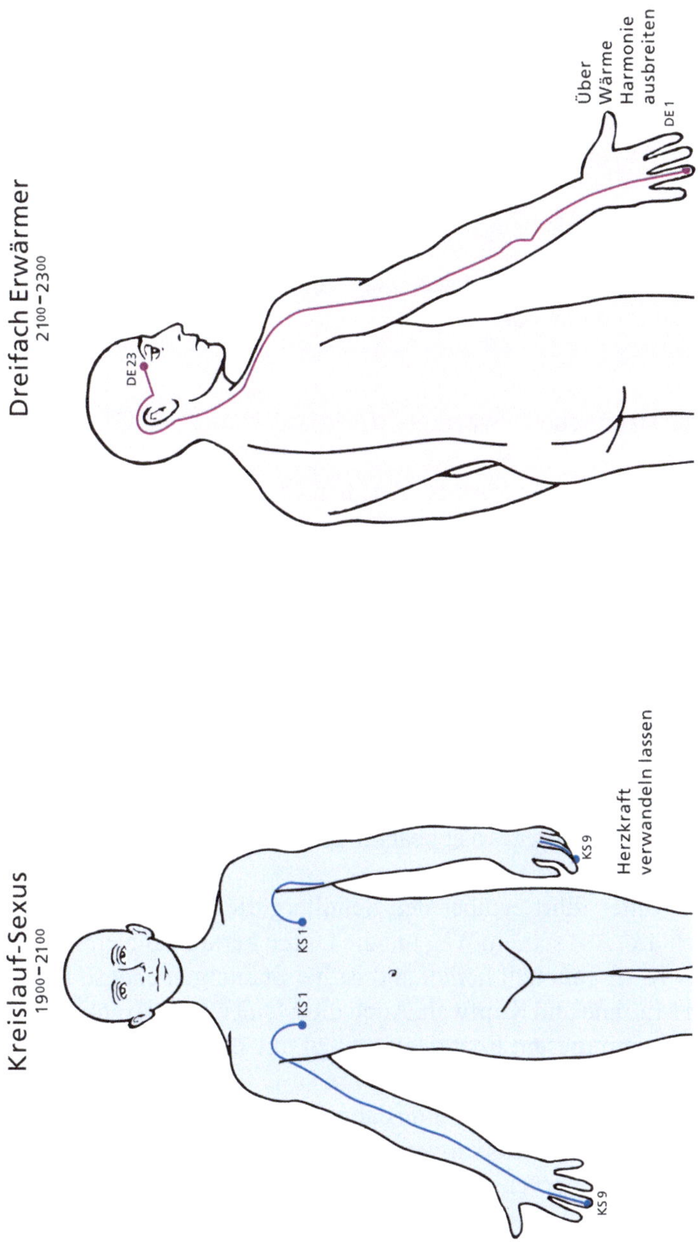

Abb. 11: Meridiane: Kreislauf-Sexus und Dreifacher Erwärmer

Oft lähmen Wut oder Zorn, die sich nicht entladen haben, unsere Lebenskraft, und das kann zu erhöhtem Blutdruck führen. Die Folgen davon können ein Herzanfall oder ein Infarkt sein.

Im psychischen Bereich bewirkt ein ungehinderter Energiestrom im Kreislauf-Meridian das sich selbst Akzeptieren. Man geht liebevoller mit sich um.

Der Kreislauf-Meridian ist mit der Sexualenergie verbunden. Dadurch wird klar, dass Liebe und Freude auch mit Leben spenden und Kraft zu tun haben.

Der Dreifache Erwärmer-Meridian – Yang

Der Dreifache Erwärmer-Meridian ist für uns etwas schwieriger zu verstehen. Er hat mit der Wärmeverteilung, die aus einem entspannten Magengebiet kommt, zu tun. Damit ist er aber auch mit unserem Nervensystem oder Sonnengeflecht, das ebenfalls diesen Raum beherrscht, verbunden.

Nach östlicher Lehre gibt der Mageneingang die Wärme in die oberen Körperteile ab. Der Magenausgang bedient die unteren Extremitäten und die Magenmitte den Bauchraum.

Der Dreifache Erwärmer-Meridian beginnt am Ringfinger beim Nagelbett und führt über die Aussenhand und den Ellenbogen (Tennisarm) zur Schulter, wo er beachtliche Schmerzen auslösen kann, wenn er blockiert ist.

Weiter führt er über den Schultergürtel hinter das Ohr und zur Schläfe. Auf seinem Weg um die Ohren herum kann er mit genügender Kraft Taubheit heilen und ist bei Stauungen ebenso mitbeteiligt an Migräne und Kopfweh. Auch die Menièr'sche Krankheit hat ganz direkt mit diesem Energiesystem zu tun, ebenso wie Schwindel und Augenprobleme.

Facialis- und Trigeminuslähmung können über diesen Meridian viel schneller behoben werden. Natürlich ist zu beachten, dass das vegetative Nervensystem mitbetroffen ist und Alarm schlägt, wenn die Lebenssituation ungünstig ist.

Die Zone des Sonnengeflechts vereinigt wohl mehr, als wir annehmen, die geistigen Kräfte von Kopf und Herz mit dem erdigen Anteil mit uns, mit dem Bauchraum.

Ausgeglichen warm sein heisst, gesund sein, seine Wunschträume leben und seinen Platz auf dieser Erde voll ausfüllen.

Der Herz-Meridian – Yin

Der Herz-Meridian kann von seinem Endpunkt, dem kleinen Finger, aus angeregt werden. Er führt an der äusseren Handkante entlang durch den Unterarm zur inneren Beuge des Ellenbogens. Sein Anfang liegt in der Achselhöhle.

Der Dünndarm-Meridian ist am kleinen Finger mit dem Herz-Meridian verbunden. Diese beiden zusammen geben dem Herzen Kraft.

Das Herz braucht Klarheit – Reinigung von Unverdautem – dann wird es frei für Wesentliches: die Liebe.

Wir empfinden unser Herz als den Mittelpunkt unseres Seins. Dieses Organ ist deshalb vielleicht mehr als alle anderen von der Lebenssituation abhängig.

Je nach den Impulsen, die wir von unserer Umgebung empfangen, ist uns schwerer oder leichter ums Herz. Wie blüht ein Mensch auf, wenn ihm das Herz lacht oder sogar fast zerspringt vor Freude!

Der Dünndarm-Meridian – Yang

Der Dünndarm-Meridian führt vom kleinen Finger über die Aussenhand und den Unterarm zum Ellenbogen, auf der Aussenseite wieder am empfindlichsten Punkt, dem »Elefantenbeinchen« vorbei. Sehr wichtig ist der Punkt in der Höhe der Achselhöhle, wo sich Kräfte stauen können.

Die Zackenlinie zieht sich über die gesamte Schulterregion und das Schulterblatt. Bei Energieblockaden hat man in diesem Bereich Schmerzen, die oft als Rheuma oder Polyarthritis diagnostiziert werden. Solche Beschwerden sind ein deutliches Zeichen dafür, dass

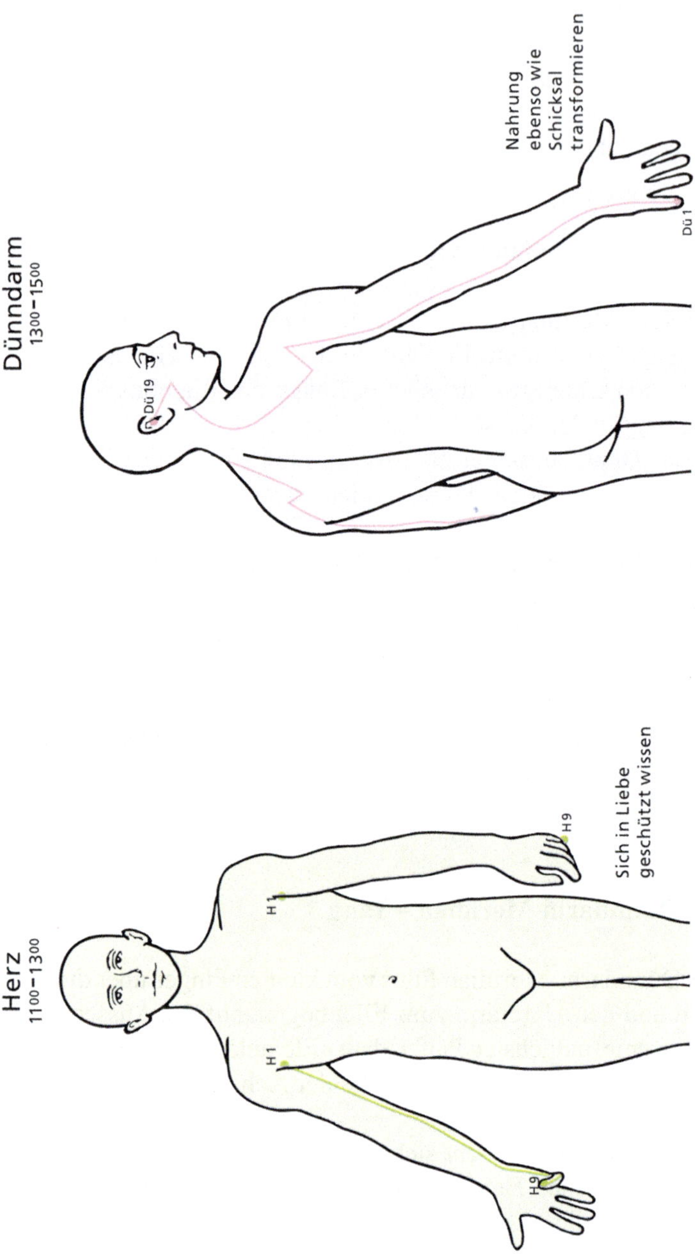

Abb. 12: Meridiane: Herz und Dünndarm

der Dünndarm-Meridian aktiviert werden muss, um die Reinigung zu fördern. Auch eine Massage im Nacken- und Schulterbereich ist oftmals hilfreich.

Vom untersten Halswirbel verläuft der Dünndarm-Meridian über den Kieferrand zur Wange und von dort aus zum Ohr. Ohrenschmerzen und Ohrensausen können ihre Ursache in einer Energieblockade auf diesem Meridian haben. Er wirkt ebenso auf seelischer Ebene reinigend. Wir dürfen Vorwürfe und Auseinandersetzungen hinter uns lassen und uns ganz dem Heute zuwenden.

Das Konzeptionsgefäss (Yin) und das Lenkergefäss (Yang)

Diese beiden Meridiane führen über den ganzen Rumpf, vom Steissbein über die Wirbelsäule entlang über den Kopf und an der Vorderseite über das Brustbein zum Bauch und zu den Genitalien.

Die Energien sollen frei fliessen können, dann schaffen sie eine Verbindung zwischen Erde und Himmel. Die Wirbelsäule ist wie ein Baum, der Lebenskraft aus dem Boden saugt und in den Himmel abgibt.

Die äusserst empfindlichen Nervenaustrittsstellen sind wie Äste, welche den ganzen Körper, alle Knochen, Muskeln und Organe nähren.

Unsere spezielle, gründliche, breitflächig ausgeführte Wirbelsäulenarbeit fördert jedes Mal diese Lebenskräfte und löst körperliche und seelische Blockaden.

Zusätzlich berührt sie Einflüsse, welche über die eigene Schwangerschaft entstanden sind. Das Mysterium Leben liegt hier vielfältig verborgen im Wirbelsäulenbereich der Füsse und wartet auf Befreiung!

In meinem Buch »Lichtfunken von Engeln und Erzengeln« (Verlag Haag + Herchen 2009) werden diese Themen ausführlich erläutert. Entsprechende Geschichten erleichtern das Verständnis für die verschiedensten Dimensionen.

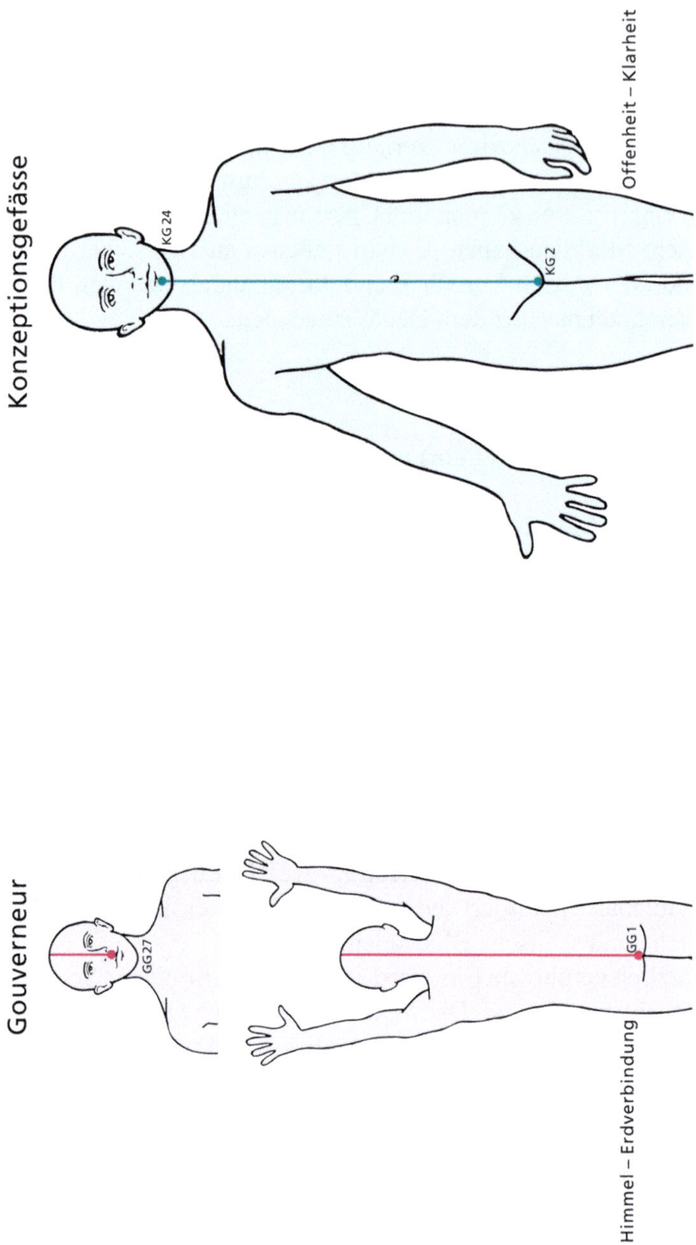

Abb. 13: Meridiane: Gouverneur und Konzeptionsgefäss

Handreflexzonen

Die Hände zeigen die gleichen Reflexzonen auf. Die Kraft ihrer Möglichkeiten geht aber eher vom Geistigen (wir können auch sagen: vom Psychischen) zum Körperlichen hin. Sie zeigen wie bei den Füssen den gesamten Menschen im »Kleinformat«.

Die Hände sind bestens dafür geeignet, um sich selbst etwas Gutes zu tun, wann immer wir Zeit haben, zum Beispiel beim Warten. Auch wenn wir krank sind, ist es eine gute Möglichkeit, wenigstens in der Genesungszeit unsere Hände tiefgründig, also sehr ruhig, durchzuarbeiten und dabei über oft erstaunliche Schmerzpunkte festzustellen, dass in den entsprechenden Organen etwas nicht stimmt. Wird die Organuhr (s. Abb. 16) mit einbezogen, kann uns sicherlich Einiges klarer werden.

Beim Zahnarzt ist es sehr einfach, den entsprechenden Finger am untersten Gelenk ruhig zu drücken. Die Schmerzstelle zeigt den richtigen Punkt an. Das hilft nicht nur, den Schmerz leichter zu ertragen, sondern auch über die Energieströme das Heilen bis in den Wurzelbereich und in das Zahnfleisch hinein zu fördern. Vorsicht ist geboten, wenn Schmerzstellen über längere Zeit hinweg mit entsprechendem Unwohlsein stören – hier ist der Arzt oder der Zahnarzt zu konsultieren. Zunächst sind es vielleicht einfach nur Schwachstellen, die uns eventuell auf eine notwendige Änderung der Essgewohnheiten, auf einen problematischen Schlafplatz und ähnliches hinweisen möchten.

Im Flugzeug können die Zwischenräume von Ring- und kleinem Finger dem unangenehmen Ohrendruck entgegenwirken, der bei Höhenunterschieden entstehen kann. Einfach ganz ruhig an den Schmerzstellen sedieren, also auf dem Punkt bleiben. Das ist besonders bei Kleinkindern zu beachten, damit kein Schaden entsteht.

Sehr gut eignen sich die Hände zur Behandlung auch am Krankenbett, wenn die Füsse des Patienten schlecht erreichbar sind oder dieser mit solchen Hilfsmöglichkeiten nicht vertraut ist. In der Not streckt jeder einem lieben Menschen quasi von selbst die Hand entgegen – das lässt sich hier gut nutzen.

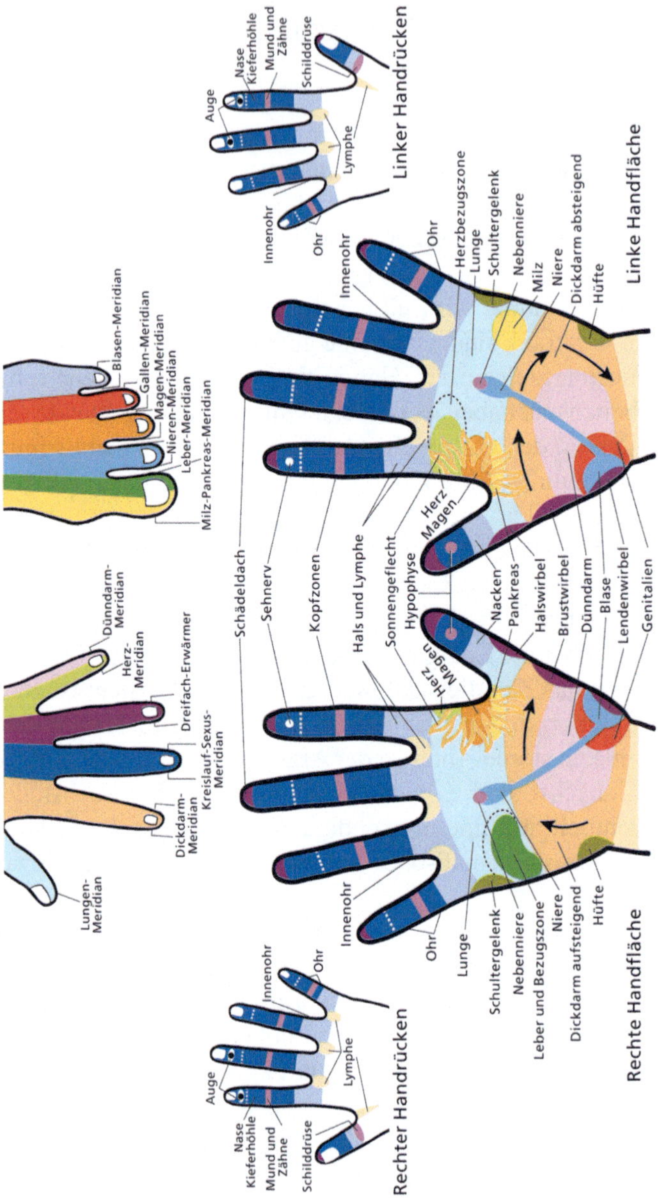

Abb. 14: Reflexzonen der Hände und Endpunkt der Meridiane

Wunderbar lösend ist eine ganz feine Streichelarbeit über diese Zonen am Sterbebett. Dazu braucht es keinerlei spezielles Wissen, es geht um ein völlig entspannendes Erlösen aus dem körperlichen Festhalten in verschiedenster Form. Dabei ist es wichtig, besonders die Finger liebevoll und sehr langsam auszustreichen, noch über die Fingerkuppen hinaus. Das führt zu tieferem Vertrauen in das Geistige oder Religiöse, was immer für den Sterbenden nötig ist. Es erschüttert mich immer wieder, wie viele Menschen glauben, dass sie im Tod in ein Nichts fallen. Auch der Glaube an die Hölle und das Jüngste Gericht ängstigt viele Menschen bis zum heutigen Tag. Über die körperliche Berührung – und die Hände sind da nicht zu intim – fällt es manchmal leichter, über diese wesentlichen Lebensfragen zu sprechen.

Vielleicht wird es dann möglich, dass auch bei sich einander nahestehenden Menschen wichtige ungelöste Probleme auf beiden Seiten an- und ausgesprochen werden können. Diese Zuwendung kann unendlich entlastend sein. Die Finger haben immer auch mit dem Gesicht und entsprechend mit dem Mund zu tun. Wenn immer es möglich ist, können in diesen besonderen Momenten tiefe Gefühle ausgedrückt werden, die vorher unaussprechlich erschienen. Ich bin mir sicher, dass dadurch manches schwere Sterben erleichtert werden kann. Dies ist nicht zuletzt für die Zurückbleibenden entscheidend. Es gibt immer noch zu viele Menschen, die sich jahrelang bittere Vorwürfe machen, dass sie ihre Liebe für den Sterbenden nicht genügend zum Ausdruck bringen konnten.

In meinen anderen Büchern (Lichtfunken von Engeln und Erzengeln, Verlag Haag + Herchen 2009, Lebenswege erkennen und beleuchten lassen, Verlag Haag + Herchen 2001) gebe ich zahlreiche Hinweise darauf, wie hilfreich sich die Engelarbeit in diesen Lebensfragen erweist. Über die Lösung von Blockaden an den Füssen wird die seelische Entlastung über die inneren Bilder meistens erstaunlich deutlich. Diese Hilfe ist nicht schwer, aber für die Betroffenen sehr erlösend.

Fussmassage und Meridian-Aktivierung

Wie schon gesagt, können die Erkenntnisse über die Meridiane im Rahmen dieses Buches nicht erschöpfend behandelt werden. Aber diese Übersicht macht Ihnen vielleicht einige Zusammenhänge klarer und Sie können Schmerzen und Beschwerden besser einordnen.

Wichtig für die Reflexzonenmassage sind die Endpunkte der Akupunktur-Meridiane. Sie können die Energieströme im Anschluss an die eigentliche Fussmassage durch leichten Zug an den Zehen und Fingern fühlbar aktivieren. Beginnen Sie bei den grossen Zehen (gleichzeitig mit beiden Händen rechts und links) und fahren Sie fort bis zum kleinen Zeh. Danach ziehen Sie die Finger (immer jeweils rechts und links gleichzeitig). Wenn Sie die Energien in Fluss gebracht haben, lassen Sie den Patienten ruhen. So können die Kräfte, die in Bewegung gebracht worden sind, am besten wirken.

Abweichungen von den herkömmlichen Endpunkten der Meridiane (Abbildung 13) sind durch die besondere Art der Arbeit an den Füssen bedingt. Die »Äste« des Magen-Meridians befinden sich in der Mitte zwischen den Augen, also auch Augenzehen, der äussere Ast ist am äusseren Augenwinkel. Damit übernimmt die mittlere Zehe beidseits die Energielinien, wobei sie sich gewissermassen auch mit dem Gallen-Meridian an der nächsten Zehe vereinigen.

Die Zehenverbindung des Nieren-Meridians verläuft von Quellpunkt Niere 1 »unterirdisch« zu Blasen-Meridian 1 am Stirnansatz und verdeutlicht dadurch, wie sehr auch die Nierenkraft mit den Augen in Verbindung steht. Darum braucht es klaren ruhigen Druck an den Aussenseiten beider Augenzehen.

Ich spreche den Verlauf der Meridiane immer von den Füssen her gesehen an. Dort wird der Energiefluss in Gang gesetzt, unabhängig von Yin oder Yang, wenn die Blockaden über die Reflexzonenarbeit abgebaut werden. Auf den Tafeln finden Sie aber über die Nummerierung den eigentlichen Verlauf. Zum Beispiel fliessen der Blasen- und der Gallen-Meridian vom Kopf zu den Füssen hin.

Beim gleichzeitigen Energetisieren durch ruhigen Druck an den Zehen- oder Finger-Endpunkten der Meridiane beider Füsse oder

Hände bringen Sie Yin und Yang in Balance. Eine wundersame Harmonisierung!

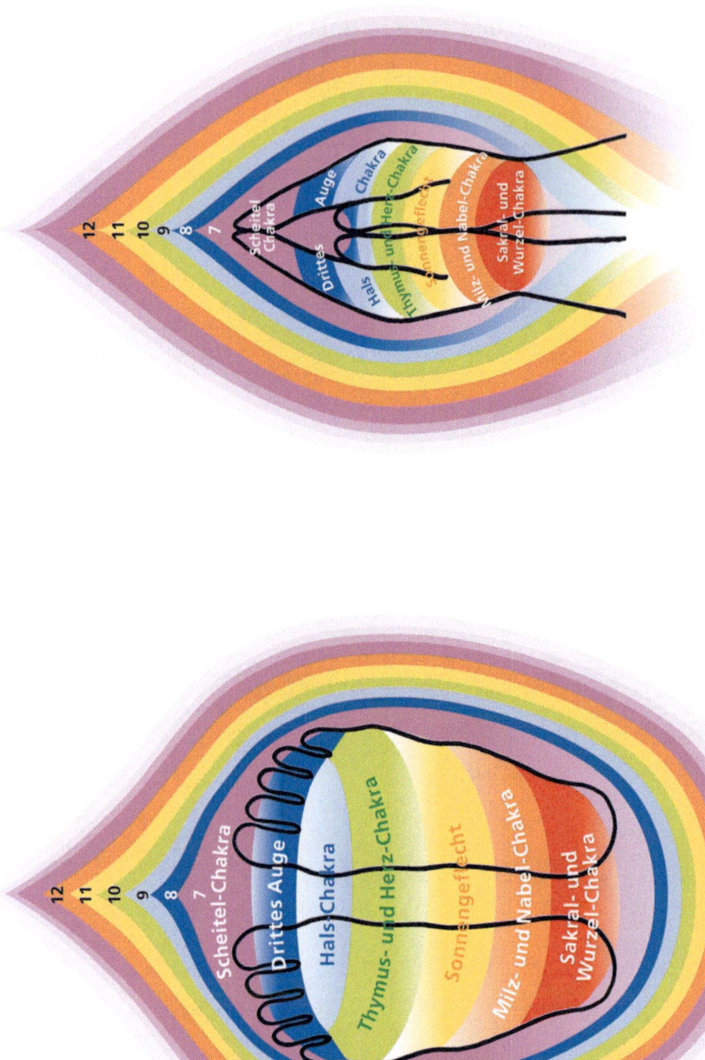

Nach jeder entspannenden
Wirbelsäulenbehandlung
können sich auch Chakren besser öffnen.

Abb. 15: Fuss- und Hand-Chakren

Die Chakren der Füsse und Hände

Auf den Gemälden alter Meister sind die Heiligen oft mit einem Nimbus (Heiligenschein) abgebildet. Jedes Lebewesen, auch Pflanzen und Mineralien, ist von einer solchen Aura aus Energie umgeben. Mit Hilfe der Kirlian-Hochfrequenztechnik kann man diese Aura fotografieren. Die kosmische Lebensenergie, die uns umgibt, nehmen wir durch die Chakren auf.

Da das Universum den gleichen Gesetzen untersteht, ist der Regenbogen ein deutliches Sinnbild, das wir alle sehen können. Auch beim Sonnenauf- und vor allem beim Sonnenuntergang sind diese Farben in wunderbaren Abstufungen zu erblicken.

Nach der Yogalehre sind Chakren Energiezentren, über die sich die universellen Kräfte im ganzen Körper verteilen. Wir schwingen uns in die grosse Einheit allen Seins ein, wenn wir Energien aus der kosmischen Kraftquelle schöpfen.

Jedes Chakra hat einen bestimmten Schwingungsrhythmus, einen speziellen Ton und eine charakteristische Farbe. Hellsichtige Menschen sind in der Lage, diese strahlenden Energiezentren, die wie Blütenkelche geöffnet sind, wahrzunehmen.

Unser Körper weist sieben wichtige Hauptzentren auf, die von der Wirbelsäule ausgehen und mit den Drüsenfunktionen des ganzen Körpers in Verbindung stehen.

Das Wassermann-Zeitalter, das angebrochen ist, braucht wahrscheinlich das Aufgehen von mindestens zwei weiteren Chakren, um den Aufgaben gewachsen zu sein, die auf uns zukommen. Ein Zeichen dafür ist die Tatsache, dass sich viele Menschen für geistige Aspekte zu interessieren beginnen.

An der Verteilung der Chakren kann man wieder das Prinzip der Dreieinigkeit erkennen, das schon im Körperlichen offenbar wird – Becken, Brust und Kopf entsprechen sozusagen Vitalität, Gefühl und Geistkraft. Die Energien, die durch die Chakren aufgenommen werden, fliessen ineinander über und aktivieren sich gegenseitig. Ist ein Mensch von kosmischen Energien, die sich im Einklang miteinander befinden, durchdrungen, hat er eine positive Ausstrahlung. Die

Ruhe, die von einer solchen ausgeglichenen Persönlichkeit ausgeht, ist für die Mitmenschen wiederum eine Quelle der Kraft.

Die Hauptchakren

1.Das **Wurzelchakra** liegt in der Gegend des Steissbeins. Durch dieses Chakra nehmen wir die Kraft der Erde (Vitalkraft) auf, die uns Stabilität verleiht und uns für das Leben auf dieser Welt stärkt.

In diesem Zentrum sind alle unbewussten Erinnerungen festgehalten.

Seine Farbe ist ein leuchtendes Rot, die Farbe der Vitalität.

2. Das **Sakralchakra** steht mit den Fortpflanzungsorganen in Zusammenhang – wir nehmen über dieses Zentrum die heilige Schöpferkraft in uns auf und zeugen neues Leben.

Durch das Sakral- wie auch das Wurzelchakra werden die Ausscheidungsorgane (Blase und Darm) aktiviert – auf die seelisch-geistige Ebene übertragen heisst das, dass diese Energiezentren Einfluss auf die Klärung von Vergangenem und auf die Problemlösung haben. Strömt ausreichend Energie in diese Chakren, sind wir in der Lage, körperlichen und geistigen Ballast loszuwerden.

Die Farbe des Sakralchakras ist Orange, die Farbe der Wandlung.

3. Durch das **Milzchakra** in der Nähe des Nabels wird das Immunsystem beeinflusst. Es steht in enger Verbindung mit dem Nervensystem des Sonnengeflechts und mit der Bauchspeicheldrüse, die entscheidend auf unsere Empfindsamkeit wirkt.

Wenn wir über dieses Chakra nicht genügend Energie aufnehmen, stauen sich in diesem Bereich die Emotionen, die wir aus Rücksicht auf unsere Mitmenschen, aus Scham oder aus Unvermögen, sie fliessen zu lassen, zurückhalten.

Das Milzchakra unterstützt die durchgeistigte Liebesfähigkeit. Wenn wir Achtung und Liebe zu uns selbst empfinden, können wir den göttlichen Kern unserer Mitmenschen erkennen und ehren.

Das Milzchakra strahlt in Pfirsich- und Lachspastelltönen, in den Farben der zarten Verbindungen.

4. Das **Sonnengeflecht** steht mit Himmel und Erde, mit Geist und Materie in Verbindung. Physisch steht das Sonnengeflecht mit der Gallenblase in Zusammenhang.

In diesem Zentrum stecken unsere Ideale. Oft haben wir nicht den Mut, unsere Idealvorstellungen zu verwirklichen, weil wir nicht über unseren eigenen Schatten springen können. Wenn es uns gelingt, tief durchzuatmen und den Körper mit Atem zu durchfluten, aktivieren wir die Kräfte, die wir über das Sonnengeflecht aufnehmen und wir werden unsere wahre Bestimmung erkennen. Wir können dann die Energien, die wir durch die unteren Chakren gewinnen, miteinander verbinden.

Das Sonnengeflecht leuchtet golden wie die Sonne.

5. Im **Herzchakra** sitzt die Liebe, hier entstehen Gefühle. Die Kraft des Sonnengeflechts und die göttliche Liebe strömen zusammen und lassen das Herzchakra hell strahlen; daraus entsteht allumfassende Liebe.

Von dem Bereich, in dem das Herzchakra sitzt, gehen die Arme aus. Wenn man sie ausbreitet und die Handflächen nach oben richtet, kann man mit den Händen kosmische Energie aufnehmen und so das Herzchakra durchfluten (auch in den Händen sitzen Energiezentren – Heilende Hände!).

Auf der physischen Ebene ist das Herzchakra mit den Nebennieren verbunden. Bei ausgeglichener Energie in diesem Zentrum sind Geben und Nehmen in Balance. Liebe wird als ein göttliches Geschenk angesehen und mit Liebe, die nicht dem eigenen Willen unterworfen ist, erwidert. Die grüne Farbe der Hoffnung durchfliesst dieses Zentrum.

6. Das **Thymuschakra** befindet sich oberhalb des Herzens. Es steht mit dem Milzchakra in Verbindung und hilft, das Immunsystem zu stärken.

Umweltverschmutzungen, negative Gedanken und Vorstellungen behindern den Energiestrom in diesem Zentrum. Atemnot, beklemmende Gefühle in der Brust und Albträume sind die Folge.

Inzwischen weiss man, dass die Thymusdrüse nicht nur für das körperliche Wachstum, sondern auch für das geistige Fortkommen und die Umwandlung von negativen Schwingungen in positive verantwortlich ist.

Jeder, dessen Energien in diesem Bereich ausgeglichen sind, spendet auch den Mitmenschen Kraft durch seine Ausstrahlung.

Das Thymuschakra strahlt rosa, in der Farbe der selbstlosen Liebe.

7. Das **Halschakra** hat seinen Sitz in der Nähe des Kehlkopfes. An dieser engsten Stelle des menschlichen Körpers stauen sich oft die Energien der unteren Chakren. In diesem Bereich wird die Stimme gebildet. Alle Energien der Chakren, die unterhalb des Halschakras liegen, formen unsere Worte. Deshalb ist es sehr wichtig, nicht achtlos mit Worten umzugehen. Sie haben eine Kraft, die nicht zu unterschätzen ist.

Die Schilddrüse, die einen geistigen Schutz gegen unbeherrschte Emotionen bildet, befindet sich in der Nähe dieses Zentrums.

Die Farbe das Halschakras ist ein klares Hellblau, die Farbe des anbrechenden Morgens.

8. Das **Stirnchakra** befindet sich in der Mitte der Stirn. In östlichen Religionen wird es das Dritte Auge genannt, durch das man mit dem Höheren Selbst und dem göttlichen Wesen in Kontakt treten kann.

Epi- und Hypophyse stehen mit dem Stirnchakra in Zusammenhang. Über das Hals- und das Thymuschakra strömen von hier aus die Energien zum Herzen und sie helfen, die allumfassende Liebe entstehen zu lassen.

Die Farbe des Stirnchakras ist ein leuchtendes Dunkelblau, die Farbe des Erkennens, der Intuition.

9. Das **Scheitelchakra** stellt die Verbindung zu höchsten Erkenntnissen dar. Dort sammeln sich die Energien des unerschöpflichen Universums. Wir unterwerfen uns dem göttlichen Willen, um das Ziel, das alle Weltreligionen als Erfüllung des Daseins ansehen, zu erreichen – bedingungslose Liebe.

Die Farbe des Scheitelchakras ist Violett, die Farbe der Inspiration. Violett-Magenta spiegelt die unendliche Weite des Universums wider.

Vollkommene Harmonie in den einzelnen Chakren äussert sich in strahlendem Licht. Nicht ohne Grund spricht man auch von der »Ausstrahlung« einer Persönlichkeit! Auch wenn sie für die meisten von uns nicht sichtbar ist, spürt man, dass ein Mensch, der mit klarer, reiner Energie durchdrungen ist, Kraft und Ruhe um sich verbreitet.

Leider ahnen die wenigsten Menschen etwas davon, dass sie sehr viel für ihre innere Harmonie tun und auch ihre Freunde und Verwandten mit den unerschöpflichen Kräften des Universums segnen können. In der heutigen Zeit herrschen Machtbestreben und Habgier vor. Um weltliche Güter zu erreichen, sind viele unserer Zeitgenossen sehr rücksichtslos geworden. Sie fügen nicht nur ihrer Umwelt, sondern besonders sich selbst grossen Schaden zu. Die Chakren, diese wunderbaren Energiekanäle, können sich nicht in ihrer ganzen Weite entfalten und keine Kraft aus der göttlichen Quelle schöpfen. Sie sind wie Knospen, die sich nicht zu leuchtenden Blüten entwickeln können, weil die Luft zu eisig geworden ist. Die Folgen davon sind Unzufriedenheit, Krankheit und sogar geistige wie körperliche Verkrüppelung. Ein Mensch, der sich der allumfassenden Liebe und den universellen Kraftquellen verschliesst, betrachtet seine Umwelt aus leeren, seelenlosen Augen und errichtet eine Art Vakuum um sich. Orientierungslosigkeit, Einsamkeitsgefühle und Erschöpfungszustände bringen einen Unglücklichen oft zur Besinnung und er öffnet sich seinen Mitmenschen und damit auch der göttlichen Kraft.

Es gibt mehrere Methoden, um die Chakren in Schwingungen zu bringen und mit Energie zu durchfluten. Eines der besten Mittel ist, Liebe zu verschenken – Liebe zu den Menschen und zur gesamten Schöpfung. Kein Wesen, dem Liebe entgegengebracht wird, kann sich ganz verschliessen und schon liebevolle, positive Gedanken, die wir auf einen Menschen lenken, bewirken eine Veränderung sowohl in der eigenen wie auch in der Seele des anderen. Die Zuwendung, die wir an andere verschenken, kommt tausendfach zu uns zurück. Wenn man dieses göttliche Gesetz verstanden und verinnerlicht hat, weiss man, dass Hilfe immer gegenseitig ist und dass man viel für die Harmonie auf dieser Welt tun kann. Ähnlich wie der Sonnenschein, der uns das Herz im Leib hüpfen lässt, wirkt ein ausgeglichener Mensch. Wenn wir also nach innerer Harmonie streben, strahlen wir Warmherzigkeit aus und segnen unsere Umwelt mit Energie – wir strahlen vor Freude und stecken auch andere damit an.

Auch durch die Macht von Edelsteinen und Kristallen können die Chakren zur Entfaltung gebracht werden. In den Mineralien haben sich seit Tausenden von Jahren die Kräfte der Erde gesammelt, die an die Energiezentren weitergegeben werden können. Bei meditativen Übungen mit Kristallen öffnen wir uns für universelle Einflüsse (für die Aktivierung der verschiedenen Chakren benutzt man verschiedenfarbige Edelsteine oder Kristalle). Sensitive Menschen gewinnen Essenzen aus Pflanzen, die uns zu Kraft und Ausgeglichenheit verhelfen (auch hier spielt die Farbe der Blüten eine grosse Rolle).

Musik und Töne bewegen unser Herz und versetzen den Körper bis in alle Zellen in Schwingungen. Die Kraft der harmonisierenden Klänge haben sich die Griechen der Antike als Heilmethode zu Nutze gemacht. Heute wird sie wieder vermehrt benutzt.

Je offener die Chakren sind, desto mehr werden sie durch Klangfolgen aktiviert. Es ist ausgesprochen wichtig, die Art der Musik sorgfältig auszuwählen, denn die Schwingungen der Töne beeinflussen die Energien in hohem Masse. Klänge können heilen, aber auch zerstören.

Heutzutage haben viele Menschen, besonders sensible junge Menschen, einen Schutzpanzer um sich herum errichtet, weil sie fürchten, verletzt zu werden. Es ist nur allzu klar, dass sie sich einsam und ungeliebt fühlen. Es braucht schon harte und laute Rockrhythmen, um diese Mauer zu durchbrechen. Der Körper gerät zwar in Schwingungen, aber die zarten Chakren sind nicht in der Lage, diese geballte Kraft aufzunehmen. Sie verschliessen sich immer mehr und die Einsamkeitsgefühle verstärken sich. Ein verzweifelter Mensch, der sich wie jeder andere nach Licht und Harmonie sehnt, sucht Hilfe bei anderen Mitteln, um in die höheren Sphären zu dringen und Erfüllung zu finden. Der gefährliche Griff zu Drogen ist meist die Folge. Dadurch erleiden dann sowohl der Körper als auch die Seele grosse Schäden, die nur schwer wieder zu heilen sind.

Aktivierung der Chakren bei der Fussmassage

Bei der Fussmassage kann man die Chakren über die Reflexzonen der Wirbelsäule erreichen. Wenn Sie sanft über diese Punkte streichen – immer in dem Bewusstsein, positive Energien zu aktivieren – können Sie die Chakren in Schwingungen versetzen. Durch diese liebevolle Behandlung streichen Sie die Traurigkeit, Einsamkeit, Schuldgefühle und Verhärtungen Ihres Patienten weg. Sie bringen Energien zum Strömen und wirken beruhigend und segensreich.

Bei einer Berührung der Fussinnenseiten (in fünf bis zehn Zentimetern Abstand) und auf der Oberseite der Zehen öffnen Sie den Weg zum Höheren Selbst, das die Geheimnisse um die unerschöpflichen Kräfte kennt. Jeder von uns weiss im tiefsten Inneren über alle Kraftquellen, die uns zur Verfügung stehen, Bescheid, nur ist uns oft der Zugang zu diesem Wissen versperrt, weil wir zu sehr mit weltlichen Angelegenheiten beschäftigt sind. Je bewusster wir uns werden, desto weiter öffnet sich das Tor zur Erkenntnis.

Bei der Fussmassage kann es sein, dass Sie beide mit geschlossenen Augen, in welcher Form auch immer, die Farben der Aura erleben können. Dies ist für beide Seiten unendlich wohltuend.

Nie die Hände an die Füsse legen, weil Sie so das befreiende Loslassen aus den Fusssohlen unterbrechen. Die Füsse sind Ausscheidungsorgane. Da kann sich lange Gestautes, was sich als Kälte äussern kann, wie ein Wasserfall entleeren. Wenn Sie gut gemeint Ihre Hände daran halten, wird das über den inneren, unbewussten Anstand automatisch unterbrochen! Die Wärme oder Liebe, die Sie geben wollten, wird von vielen Schulen gelehrt. Sie ist zwar sehr angenehm, wirkt aber über einen gewissen Abstand vom Körper viel befreiender.

Durch eine einfühlsame Fussmassage helfen wir unseren Mitmenschen, sich zu öffnen und die Energien frei strömen zu lassen.

Aktivierung der Chakren bei der Handmassage

Es ist ganz erstaunlich, wenn wir uns vergegenwärtigen, was wir in unserem Leben schon alles mit unseren Händen geleistet haben! Das alleine könnte im Allgemeinen unseren Selbstwert, an dem wir doch so oft kranken, wirklich heben. Ich meine damit nicht nur die viele praktische Arbeit und alles, was wir durch sie erreichen konnten, sondern alles das, was wir bis heute liebevoll leben und nun erst recht sehr bewusst tun. Da gehört das Trösten dazu, das wir vom Kleinkind bis zum alten Menschen spenden. Es beinhaltet auch das, was mit Liebe in irgendeiner Form zu tun hat, jede einzelne Liebkosung, die wir gespendet haben und anderes in dieser Art. Die Hände leben von der Freude am Schönen, dem Streicheln eines Menschen, eines Tieres, einer Blume, einem Kunstwerk, dem Spielen eines Instruments. Das ist beliebig erweiterbar.

Können Sie sich an das Fingerspiel eines Babys erinnern, mit den zu Herzen gehenden Lauten dazu, wenn es vielleicht sogar schon die kleinen Zehen mit einbeziehen kann? Dabei wird uns über die Arbeit an den Händen und Füssen klar, dass dieses instinktive Spielen des Säuglings nicht nur das Herz, sondern auch das Gehirn des Kindes sehr nachhaltig beeinflusst.

Haben wir uns schon einmal Gedanken darüber gemacht, wie sehr unsere Hände und Arme von unserer Herzenskraft ausgehen? Wenn Sie dieses Bewusstsein ernst nehmen, können Sie eine ganz einfache Übung machen:

Drücken Sie zuerst einmal die Hände fest zusammen. Lassen Sie das Gefühl damit bis in die Herzgegend wirken. Dann pressen Sie mit einem guten Druck nur die Fingerspitzen gegeneinander und spüren Sie eine oder zwei Minuten lang, was das auslöst. Nun bewegen Sie ganz langsam und bewusst die Hände auseinander, so, wie es Ihnen angenehm ist. Lassen Sie zu, was geschieht!

Die Kraft, die Sie nun fühlen können, ist reine Heilkraft! Sie leuchtet in den Farben wie auf der Tafel Abb. 15 und kann sich wie eine Kugel etc. anfühlen. Je weiter Sie den Abstand wahrnehmen, desto stärker ist diese Energie erfahrbar. Manchmal wird sogar ein fühlbarer Regenbogen daraus, wenn Sie die Arme über Ihren Kopf erheben. Das ist Ihre eigene Verbindung zwischen Himmel und Erde.

Wissen Sie noch, was nach der Bibel der Regenbogen bedeutet? Erinnern Sie sich, was nach der Sintflut geschah: Das Bündnis zwischen Gott und den Menschen, das nie aufgelöst werden kann, so lange die Welt besteht. Die heutige Technik hilft uns eigentlich zum Glauben, weil sie solche Phänomene immer besser sichtbar machen kann (zum Beispiel durch Kirlian-Fotografie). Aber wir fürchten uns auch vor einer neuen »Sintflut« oder anderen Katastrophen. Umso wichtiger ist es, dass wir alle Hilfen annehmen, um an das Gute in und um uns zu glauben, auch an unsere Heilkraft, die in jedem Menschen auf ihre Entdeckung wartet.

Durch eine einfühlsame Massage der Hände oder Füsse helfen wir unseren Mitmenschen, sich zu öffnen und die Energien frei strömen zu lassen.

Es versteht sich von selbst, dass man sich als Behandelnder auf die lichtvollen Kräfte konzentriert und nicht nur mechanische, einstudierte Bewegungen ausführen darf. Nur wer bewusst agiert und die göttlichen Kräfte um Hilfe bittet, wird auch wirklich erfolgreich sein.

Heerscharen von Schutzengeln sind in Bereitschaft, um uns auf unserem Weg zur Erleuchtung zu begleiten, sie warten auf unsere ernst gemeinte Bitte um Unterstützung. Oft denkt man nur in Notzeiten oder bei drohenden Gefahren daran, zu beten. Es wäre jedoch segensreich, täglich zu meditieren und in Augenblicken der Ruhe Verbindung mit Lichtwesen aufzunehmen, die sich mit uns gemeinsam weiterentwickeln.

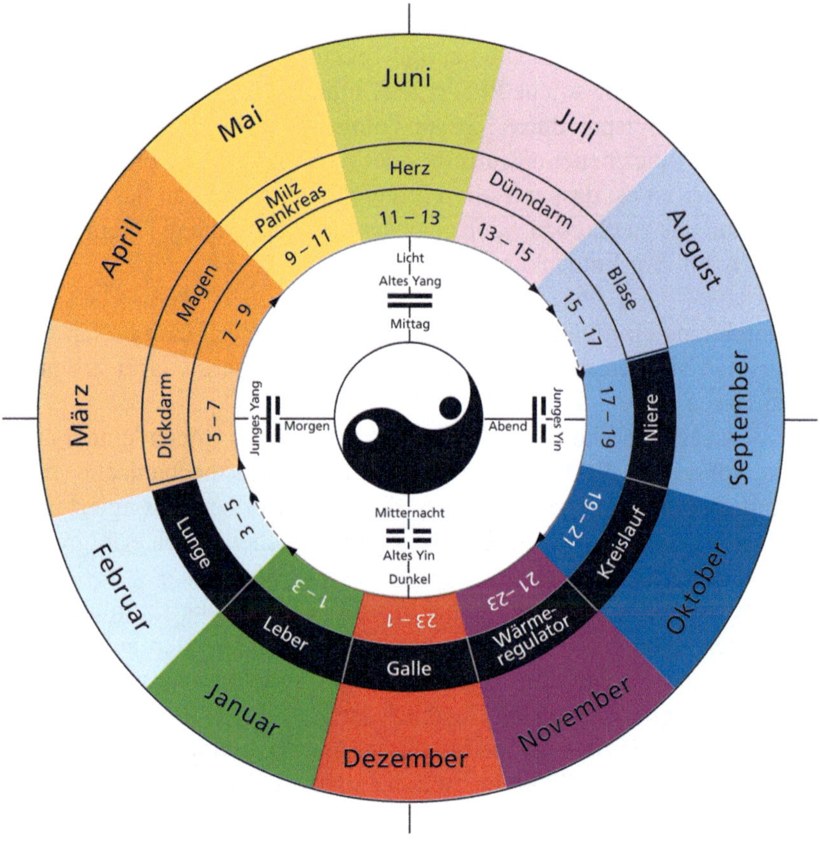

Prüfen Sie:
Regelmässiger Leistungsabfall am Tage,
regelmässige Aufwachzeiten nachts
können Organschwächen anzeigen.

Alljährlicher Leistungsabfall
im entsprechenden Monat,
ab dem Horoskopwechsel 21. – 23.,
kann Organschwäche verdeutlichen.

Abb. 16: Chinesische Organuhr nach Dr. Stiefvater

Die chinesische Organuhr nach Dr. Stiefvater

Meine jahrelangen Erfahrungen haben bestätigt, dass sich bestimmte Rhythmen immer wiederholen. Die Organuhr nach Dr. Stiefvater ist ein ausgezeichnetes Hilfsmittel, um zum Beispiel Leistungsabfall, der täglich zur gleichen Zeit einsetzt, richtig deuten zu können. In den meisten Fällen liegt eine gestörte Funktion eines Körperorgans zugrunde.

Am besten zeigen uns Schlafstörungen die Schwachstellen des Organismus' an. Warnen möchte ich an dieser Stelle vor dem Trugschluss, dass Fernsehen entspannend auf einen gestressten Menschen wirkt. Das Gegenteil ist der Fall. Sowohl die Strahlen, die von einem Fernsehgerät ausgehen, als auch aggressive Filme oder Bilder von Katastrophen aktivieren negative Emotionen, die sich auf den Organismus niederschlagen. Die Naschereien und alkoholischen Getränke, die einen Fernsehabend leider viel zu häufig versüssen sollen, tun ein Übriges, um den Körper zu belasten.

Statt Fernsehen, Chips oder Pralinen wäre ein Spaziergang angebrachter, der sowohl den Organismus günstig beeinflusst als auch den Geist beruhigt. Bei einem abendlichen Spaziergang kommt man zur Besinnung und ist in der Lage, den vergangenen Tag Revue passieren zu lassen. Probleme oder unbewältigte Aufgaben haben dann nicht mehr die Kraft, uns bis in den Schlaf hinein zu verfolgen. Auch Gespräche mit dem Partner kommen beim Spazierengehen leichter in Gang.

Galle-Leber-Zeit 23 bis 3 Uhr
Wer regelmässig zwischen 23 und 3 Uhr aufwacht, sollte dringend die Leber und die Gallenblase mit sanften Heilmethoden in Ordnung bringen. Sie können sich homöopathische Mittel bereitstellen, die Sie einnehmen, wenn Sie nachts aufwachen. Wichtig ist, dass Sie Ihre Essgewohnheiten überprüfen, besonders die Abendmahlzeit sollte den Organismus nicht belasten.

Der Hauptgrund der Störungen liegt wahrscheinlich in Überbelastung, Stress und Ärger.

Lungen-Zeit 3 bis 5 Uhr

Nach 3 Uhr gibt die Leber ihre Kräfte oder Überlastung an die Lungen weiter. Krankenschwestern und Ärzte bestätigen, dass die meisten Patienten in Krankenhäusern zwischen 3 und 5 Uhr morgens sterben. Für viele Kranke ist der »frische Atem« des jungen Tages zu kraftvoll – der Organismus ist der Anstrengung nicht mehr gewachsen und das Leben wird »ausgehaucht«.

Wer Probleme mit der Lunge hat, hustet zu dieser Zeit besonders stark, weil sich die Lunge von Ballast befreien möchte. Die Leber hat der Lunge über den Blutkreislauf noch zusätzliche Schadstoffe zugeschoben.

Krass haben wir diese Situation nach dem Speiseölskandal in Spanien erlebt: Die Menschen bekamen nach dem Genuss des Öls, das die Leber schädigte, eine »unerklärliche« Lungenentzündung!

Viele depressiv veranlagte Menschen wachen zwischen 3 und 5 Uhr auf und können nicht mehr einschlafen. Für sie ist der Tagesanbruch eine reine Katastrophe und sie haben während der Nacht nicht genügend Kräfte sammeln können, um den erneuten Belastungen zu begegnen.

Heilsam kann eine Reinigung des ganzen Körpers wirken, durch die Probleme und der Schmutz des Alltags beseitigt werden. Der Mensch wird nicht nur äusserlich »reiner«, wenn er die Säuberung bewusst vollzieht.

Innerlich kann man den Organismus bis in die einzelnen Zellen durch tägliche Atemübungen reinigen und mit Energie durchfluten. Man sollte sich ein paar Minuten lang nur auf den Fluss des Atems konzentrieren und alles Belastende und Vergangene ausatmen, dafür neue Kräfte beim Einatmen schöpfen. Wenn Sie diese Übungen über einen längeren Zeitraum täglich ausführen, werden Sie spüren, dass Sie ausgeglichener und belastbarer sind. Ausserdem hilft die Reflexzonenmassage.

Dickdarm-Zeit 5 bis 7 Uhr

In dieser Zeit bekommt der Dickdarm meist Gelegenheit, den Ballast des vorigen Tages »loszuwerden«.

Regelmässige Verdauung ist wichtig für das körperliche Wohlbefinden und, auch wenn das in den Ohren mancher Menschen merkwürdig klingt, für die Seelenhygiene. Stuhlentleerung ist ein »Abwerfen« von Belastendem und Vergangenem. Wenn wir den Verdauungsvorgang bewusst erleben, können wir uns auch von Problemen und seelischem Ballast eher befreien.

Bei Verdauungsstörungen ist körperliche Bewegung zu empfehlen. Achten Sie auch auf Ihre Ernährung. Vollkornbrot und frisches Obst sowie Gemüse enthalten Ballaststoffe, die die Darmtätigkeit aktivieren. So können Sie Ihren Stuhlgang auf sanfte, unschädliche Weise regulieren.

Nicht oft genug kann man vor aggressiven Abführmitteln warnen, die die natürliche Darmflora zerstören und bei regelmässiger Einnahme ernsthafte Krankheiten hervorrufen. Oft hilft ein Glas heisses Wasser, bald nach dem Aufstehen getrunken.

Magen-Zeit 7 bis 9 Uhr

Zu dieser Zeit meldet sich der Magen mit Hunger. Die morgendliche Nahrungsaufnahme, das Frühstück, ist wichtig für den ganzen Tagesablauf, denn es stärkt uns für die Alltagsbelastungen. Deshalb sollte man das Frühstück bewusst zubereiten und geniessen. Grundsätzlich sei gesagt, dass man statt Kaffee lieber Tee, der im Übrigen genauso belebt und wach macht, zu sich nehmen sollte. Besonders gesund ist ein Müsli – mit frischem Obst zubereitet – und Vollkornbrot statt Brötchen aus weissem Mehl. Zum Süssen sollte man keinen weissen Zucker, sondern Honig oder Rohrzucker verwenden.

Milz-Pankreas-Zeit 9 bis 11 Uhr

In dieser Zeit erleiden viele Menschen einen Leistungsabfall, der durch das Absinken des Blutzuckerspiegels bedingt ist. Menschen, denen die Zusammenhänge nicht klar sind, greifen dann zu etwas Süssem oder zur Kaffeetasse. Beides hilft nur kurzfristig, denn schon nach einer gewissen Zeit überfällt einen wieder die Müdigkeit. Noch dazu hat man den Organismus mit Schadstoffen belastet.

Die Bauchspeicheldrüse (Pankreas) hat die Aufgabe, Kohlenhydrate in Zucker umzuwandeln. Wenn wir Süsses essen, füllen wir sie nur auf. Mit der Zeit kann sie träge werden. Übergewicht, das sich schwer reduzieren lässt, entsteht, und im schlimmsten Fall kann es zu Diabetes kommen.

Kaffee ist nicht nur wegen des Koffeins schädlich, viel schlimmer sind die Bitterstoffe und das verbrannte Fett, das beim Rösten frei wird. Dadurch werden Leber, Gallenblase und Bauchspeicheldrüse geschädigt, besonders zu dieser Zeit. Alles mit Mass!

Zu empfehlen ist also, ein Brot oder Obst als Zwischenmahlzeit zu verzehren.

In dieser Zeit sind die meisten Menschen besonders empfindlich gegen Vorwürfe und lieblose Bemerkungen.

Herz-Zeit 11 bis 13 Uhr

Hier sei erwähnt, dass eine Zwischenmahlzeit am Vormittag, bestehend aus Früchten oder kaliumreichem Dörrobst, wichtig für die Körperfunktionen ist. Wenn man sich mit Heisshunger auf das Mittagessen stürzt, wird nicht nur der Magen, sondern besonders das Herz in Mitleidenschaft gezogen. Oft fühlt man sich dann so schlapp, dass man meint, den Rest des Tages nicht mehr überstehen zu können.

Hilfreich wäre, mittags eine leichte Mahlzeit zu sich zu nehmen und die Freizeit für einen kleinen Spaziergang oder zu einer Meditation (vielleicht für Atemübungen) zu nutzen. Das kräftigt das Herz und man ist gewappnet, um den Nachmittag ohne Beschwerden zu überstehen.

Dünndarm-Zeit 13 bis 15 Uhr

In dieser Zeit sind die meisten Menschen müde und nicht besonders leistungsfähig. Das kann an falscher Ernährung liegen. Zu schnelles Essen belastet den Magen und den Darm. Überprüfen Sie Ihre Gewohnheiten! Auch ein kurzes Schläfchen kann hilfreich sein.

Eine innerliche Reinigung, zum Beispiel Fasten oder eine Molkekur, kann Ordnung im Darm schaffen und wirkt sich auch auf das seelische Wohlbefinden aus.

Blasen-Nieren-Zeit 15 bis 19 Uhr

In dieser Zeit sind die Nieren besonders aktiv und die Blase muss entleert werden. Diese Organe sind besonders abhängig von Entspannung. Gönnen Sie sich deshalb am Nachmittag eine kurze Ruhepause, in der Sie Kräutertee trinken, um die Nierentätigkeit anzuregen. Die Ausscheidung über diese Organe ist sehr wichtig für das allgemeine Wohlbefinden. Über den Urin werden auch Giftstoffe und Schlacken aus dem Körper geschwemmt, die uns dann nicht mehr belasten oder negativ beeinflussen können (sie verfärben das Wasser dunkel). Bei einer fiebrigen Erkrankung ist die Temperatur zu dieser Zeit am höchsten, das zeigt uns, dass diese Organe einer Reinigung bedürfen.

Merkwürdigerweise ist den Menschen eine regelmässige Verdauung wichtiger als die Blasenentleerung, obwohl beides für den Körper von entscheidender Bedeutung ist.

Kontrollieren Sie die Farbe und die Menge des Urins, so können Sie Veränderungen rasch feststellen und mit Ihrem Therapeuten oder Arzt darüber sprechen.

Zu empfehlen ist eine ausreichende Flüssigkeitsaufnahme (1 ½ bis 2 Liter) über den ganzen Tag verteilt. Trinken Sie keine zuckerhaltigen Limonaden oder gesüssten Säfte. Gut für den Organismus sind frisch gepresste naturbelassene Obst- und Gemüsesäfte und Kräutertees oder einfach Wasser.

Kreislauf-Sexus-Zeit 19 bis 21 Uhr

Wenn wir den Tag gut überstanden haben, sind wir am Abend gelöst und entspannt. Nach dem Abendessen tut ein Spaziergang gut. Durch die frische Luft wird das Blut mit Sauerstoff angereichert, der Kreislauf wird angeregt und wir können den Tag in Ruhe ausklingen lassen, wenn wir die Probleme, die uns zu schaffen gemacht haben, loslassen.

Dann sind wir bereit, dem Partner Freude zu spenden und selbst zu geniessen.

Die Zeit des Dreifachen Erwärmers 21 bis 23 Uhr

Ein deutliches Zeichen, dass das Nervensystem nicht in Ordnung ist, ist es, wenn man in dieser Zeit anfällig für Kälte ist. Viele Menschen können nur in stark geheizten Räumen, mit Heizkissen oder

Wärmflasche einschlafen – sie sind nicht im Gleichgewicht.

Überlegen Sie, wie Sie Ihre Lebenssituation verändern können. Vielleicht sind Sie in der Lage, mehrere Ruhepausen, über den Tag verteilt, einzulegen. Jeweils ein paar Minuten der Besinnung, Meditation oder Atemübung können sehr hilfreich sein und stören bestimmt nicht den Arbeitsablauf.

Bewegung und die richtige Ernährung unterstützen den Kreislauf und regulieren den Wärmehaushalt des Körpers. Vielleicht machen Sie vor dem Schlafengehen ein paar Gymnastikübungen am geöffneten Fenster.

Zudem sei gesagt, dass Frischluftzufuhr während der Nacht günstig auf den Organismus und erholsam wirkt.

Wenn Sie bestimmte Monate im Jahr haben, in denen Sie sich nicht wohl fühlen, depressiv oder erschöpft sind, können Sie nach der Organuhr feststellen, in welchem Bereich Ihr Schwachpunkt liegt. Dann können Sie geeignete Gegenmassnahmen einleiten und sich auch eine Fussmassage, durch die über die Reflexzonen die betroffenen Organe beeinflusst werden, gönnen.

Grundsätzlich gelten bei der Jahresübersicht die gleichen Empfehlungen wie bei der Tagesuhr.

Im Rhythmus des Jahres

Die Organuhr hat nicht nur Tages- sondern auch Jahresabläufe. Es kann sehr hilfreich sein, dem eine gewisse Aufmerksamkeit zu schenken, weil gewisse Schwächen schon bekannt sind oder gerade auftreten. Ein Beispiel: Es ist bei einem schwachen Herzen durchaus vernünftig, weder zur Mittagszeit bei starker Sonneneinstrahlung noch ohne Hut im Garten zu arbeiten – schon gar nicht zur Herzzeit im Juni!

Mir ist im Lauf der Jahre aufgefallen, dass viele Heilkräuter am Wegesrand gerade dann erblühen, wenn wir sie benötigen. Sie wachsen ebenso im Tages- oder Jahresgesetz. Blüten öffnen sich zu ihrer Stunde am Tag oder in der Nacht, damit sie von den zu ihnen genau passenden Insekten bestäubt werden können. Auch der Vogelgesang hat seine Zeit – es gibt auch für Vögel eine Vogeluhr! Diese interessanten Themen wurden und werden alle erforscht.

Die Organzeiten beginnen immer um den 21. bis 23. Tag des Monats. Zusätzlich wirkt noch der Mondkalender nach Johanna Paungger und Thomas Poppe. Da finden sich faszinierende Wahrheiten, die unseren Alltag nicht nur erleichtern, sondern auch sehr bereichern können. Ich bin mir sicher: Wenn wir es lernen, in dieser Form mit uns und in Einklang mit dem Universum zu leben, können wir Entscheidendes zur Gesundheit nicht nur für uns selbst, sondern für die ganze Welt beitragen.

Januar – Leberzeit

Anzuraten ist eine Grossreinigung über Kräutertees und Reis- oder Kartoffeldiäten, je nach Vorliebe. Das ist ein leichtes Fasten nach den Festtagen. Diese Reinigung hilft dabei, Aggressionen abzubauen und neue Kraftquellen zu erschliessen. Sie erneuert das Blut in Verbindung mit dem Aufnehmen des Sauerstoffs aus den Lungen als sinnvoller Übergang in die nächste Organzeit. Das ist in jedem Fall eine wunderbare Vorbeugung gegen die Grippe, die oft um diese

Jahreszeit auftritt. Ausserdem kann diese Reinigung auch bei Darmproblemen und manchen Formen der Migräne helfen.

Jede Organzeit gibt die ihr mögliche Lebensqualität weiter. Das gilt für die Tages- ebenso wie für die Jahreszeiten.

Der Rosmarin beginnt zu blühen (Tee).

Februar – Lungenzeit

Bewusstes Atmen, zum Beispiel bei regelmässigen Spaziergängen, hilft gegen Traurigkeit und das Kreisen in negativen Gedankenspiralen, auch bei Depressionen. Vielleicht haben wir etwas zu »husten«. Das kann aus zurückgehaltener Wut, die in der Leber steckte, zum Ausdruck kommen. Viele Lungenentzündungen haben in der Leber ihren Ursprung.

Am besten wirkt das befreiende und klärende Gespräch mit den entsprechenden Menschen. Wie oft sind es nur Missverständnisse, die wir durch ein Leben tragen. Notfalls können wir unsere Anklagen auch aufschreiben und in einem kleinen Ritual verbrennen. Es kann sinnvoll sein, fachliche Hilfe in Anspruch zu nehmen.

Salbei- und Rosmarintee bietet der Garten auch jetzt an und die ersten Huflattichblüten gegen den Husten!

März – Dickdarmzeit

Die Reinigung über eine gute Ausscheidung ist nun gefragt. Die ersten Bärlauch- und Löwenzahnblätter wirken wunderbar auf Galle und Leber und damit auch auf den Darm. Das »Verdauen« von aktuellen Schwierigkeiten wie auch von alten Lebensbelastungen kann damit in Gang kommen und so manches darf verabschiedet werden.

Wir können lernen, dankbar dafür zu sein, auch körperlich Ballast über die Ausscheidungen loszulassen.

Das kann sowohl Kopf- als auch Rückenschmerzen zum Verschwinden bringen.

Permanente Müdigkeit kann sich in Schwung verwandeln. Wichtige Gespräche kommen in Gang durch die neue Klarheit anstelle der Schmerzen im Kopf.

April – Magenzeit
Was liegt uns noch auf dem Magen? Bitteres, Ungesagtes? Überlastung ist ebenfalls denkbar.

Das Sonnengeflecht oder das Nervensystem beherrschen diesen Raum. Frühlingskräuter und z.B. Birkenblättertee und Spargel verhelfen zum sanften Durchschwemmen mit Kartoffeln oder Reis und Petersilie anstelle von Schinken und Mayonnaise. Das besänftigt die Säfte und die enzymspendenden Organe ringsum, also die Leber und vor allem die Bauchspeicheldrüse sowie die Nieren als Ausscheidungshilfe. Was für ein wunderbares Mittel gegen die so schwer zu ertragende Frühjahrsmüdigkeit! Sogar die Augen werden klarer, leuchtender und sind bereit, allen möglichen Frühlingshoffnungen Raum zu geben.

Mai – Milz – Bauchspeicheldrüse
Die Schönheit und Zerbrechlichkeit der Blüten ringsum lässt zarte Seiten anklingen. Wie zerstörend wirkt aber in diese erste Schönheit hinein eine Nacht voll Reif – auch in unserem Leben ist das so, besonders in der Jugend. Oft genug können wir aber eine erstaunliche Beobachtung machen: Wie symbolisch richten sich sogar zugeschneite Blüten und Äste wieder auf.

Wie eine Knospe wartet der wichtige Wunsch in uns, sensibler mit uns selbst und mit unserer Umgebung umzugehen.

Zur Reinigung und zur Vorbereitung auf die Herzzeit können wir frischen Brennnesseltee trinken, er entlastet über die Nieren, die die »Motoren« des Herzens sind, macht frisch, frei und froh. Die Bauchspeicheldrüse ist äusserst empfindlich gegenüber seelischen Verletzungen. Es gibt Menschen, die dort in solchen Situationen schmerzhafte Stiche empfinden und glauben, sie wären herzkrank. Offenbar wird das Herz zu Lasten dieser Drüse geschont, deshalb nenne ich die Bauchspeicheldrüse »Hüterin des Herzens«.

Juni – Herzzeit
Die Rose ist ein Sinnbild der Liebe. Sie spricht direkt zum Herzen. Schönheit kann eine wunderbare Heilquelle sein, wenn wir sie dankbar wahrnehmen.

Das temperaturmässige Auf und Ab ist für Herzkranke und alte Menschen sehr belastend. Also auch zur Mittagszeit, von 11 bis 13 Uhr, nichts übertreiben, weder schwer essen oder sich in Stress versetzen, am besten wäre, sich nicht zu ärgern, wann immer das möglich ist. Es ist doch einen Versuch wert, sich als Übung vorzunehmen, über sich selbst einmal zu lächeln!

Erdbeeren, Kirschen und Holunderblüten reinigen die Nieren besonders gut, sie entlasten schwere Beine und schmerzende Knie. Vor allem aber wird dadurch das Herz freier und führt uns zu Leichtigkeit und Fröhlichkeit im Alltag. Es kann sein, dass sie mit so einer Obstkur frischer aufstehen.

Das Johanniskraut beginnt zum Monatsende zu blühen und vertreibt mit seinem Gold und seinen Heilkräften die latente Traurigkeit. Entsprechende homöopathische Medikamente gibt es in Reformhäusern und Drogerien (auf erhöhte Sonnenempfindlichkeit in Verbindung mit der Einnahme von Johanniskraut achten!).

Juli – Dünndarm

Der Dünndarm ist von der Akupunktur her auch an den kleinen Fingern rechts und links auf den Seiten zu beeinflussen. Das betrifft zugleich auch den Herz-Meridian.

Damit kann man in Notfällen bei Herzschwäche dem Menschen sofort Kraft zufliessen lassen. Sie finden die Zusammenfassung bei den Handreflexzonen (Abb. 13).

Neue Erfahrungen rufen »unverarbeitete Erinnerungen« hervor, die verdaut werden möchten. Sollte sich das über Durchfall äussern, betrachten Sie es als hilfreiche Reinigung sowohl physisch wie psychisch. Es kann sein, dass es über das Loslassen durch die nachfolgende Schwäche einfacher wird, das entsprechende Thema anzugehen. Wenn Sie dann – sowohl seelisch als auch körperlich – klarer sehen oder hören, wird es Ihnen wesentlich besser gehen und der Alltag wird einfacher sein, sowohl gefühlsmässig wie auch von Ihren Kräften her.

Das Wermut- und auch das Tausendgüldenkraut blühen zu dieser Zeit, ach, wie bitter! Sie reinigen aber die Leber sehr gut, lassen Galle abfliessen und regeln dadurch auch den Darm neu. Melisse wirkt sanfter und Mariendistel (in Tropfenform) neutraler (die sanfte Maria mit der Durchsetzungskraft der Distel).

August – Blasenzeit

Gefühle sind freigesetzt worden, das kann Angst auslösen, beispielsweise die Probleme nicht bewältigen zu können. Vielleicht entsteht jetzt das wehmütige Gefühl, dass der Sommer wie auch das Leben vorübergeht, ohne dass wir das angehen konnten, was wir uns wünschten. Geniessen wir das neue Licht, die goldenen Tage ganz bewusst! Haben wir an inneren Werten genug eingebracht, können wir nun ernten?

Die Goldrute, Solidago, oder das Weidenröschen (in Tropfenform aus der Apotheke) blühen in dieser Zeit. Sie verhindern Blasenentzündungen und helfen, den Alltag positiver zu sehen.

Ein Blasenrückstau führt zu Kopf-, Nacken- und Rückenschmerzen, ausserdem vermittelt er ein »benebeltes« Gefühl.

Nicht mehr als zwei Liter pro Tag trinken. Sie überlasten sonst die Nieren, die eigentlich die Reinigung des Blutes zur Aufgabe haben und nicht nur durchschwemmen sollen. Nehmen Sie besser Tee oder Tropfen aus der Apotheke, um sich bei den Pflanzen nicht zu irren. Das gilt für alle Hinweise zu den Heilpflanzen.

September – Nieren

Stauen Stress oder Ängste den Wasserhaushalt, kommen nasse Füsse dazu oder ein kalter Wind im Nacken, rebellieren die Nieren. Das kann sich mit Ischias oder verschiedenen Rheumaformen ausdrükken. Der Blasen-Meridian blockiert mit den Nieren, der Blase und dem verkrampften Beckenboden zusammen von Kopf bis Fuss. Alles schmerzt an immer verschiedenen Körperstellen. Dann sind wir ganz einfach sauer, auch im übertragenen Sinn. Eine Reflexzonenbehandlung ist überfällig!

Holunderbeeren und verschiedene andere reife Früchte helfen, loszulassen, je nach Typ ist das dann eher Stein- oder Kernobst.

Die Schönheit der Natur zur Erntezeit mit ihren sanfteren Sonnenstrahlen und Stimmungen kann uns zu innerer Ruhe verhelfen.

Oktober – Kreislauf – Sexus

Nierenentlastung hat sehr viel mit dem Kreislauf zu tun. Spätestens seit Viagra wird auch vom Medizinischen her deutlich, dass Sexualität den Kreislauf anregt. Sie hat ja mit Lebensfreude und hoffentlich mit Liebe zu tun! Der Kreislauf-Meridian beginnt im Herzbereich und endet am Mittelfinger. Vom Fuss her gesehen sind es die Nebennieren, die angesprochen werden. Ich bezeichne diesen Griff als Familienpunkt, der Leber, Herz und Nieren am Fuss in Verbindung bringt. Er wird in Richtung der Fersen abgeleitet und hat sehr oft einen guten Einfluss auf ungelöste Familienprobleme.

Der Kreislauf des Lebens wird dabei ebenso angesprochen und wirkt tröstlich, hat er doch viel mit dem Herzen zu tun. Vielleicht haben Sie Kinder oder eben Seelenkinder durch eine erfüllende Arbeit?

Die roten Hagebutten sind reif für einen reinigenden Tee am Abend, vielleicht sogar vor einem gemütlichen Feuer zu zweit?

November – Dreifacher Erwärmer

Das passt zu unserem Bedürfnis nach Geborgenheit. Unsere Breitengrade lehren uns über das Klima, den Weg nach innen zu suchen. Dieser Meridian erleichtert über die Erwärmung im Magen – Sonnengeflecht, unser Nervensystem zu entlasten. Das gibt Raum für die Familie und alle Menschen, die wir mehr lieben, als wir manchmal zeigen und die uns leider oft mehr »nerven« als andere, weniger gut bekannte. Das Sonnengeflecht hat sehr viel mit wirklicher Kommunikation zu tun.

Gerade in dieser Jahreszeit werden vertrauliche Gespräche am frühen Abend doppelt wichtig. Kerzenlicht weckt Vertrautheit und wärmt Herz und Magen, vielleicht bei einem besonders liebevoll gekochten Mahl.

Der Sanddorn ist reif geworden, geerntete Kräuter aller Art verbreiten einen wunderbaren Duft in unserem Tee, erinnern uns an den Sommer, die Sonne und die Wärme …

Dezember – Gallenblasen-Zeit

Die Heilige Zeit weckt auch Gegenkräfte. Alte Wunden, besonders was die eigene Familie betrifft, kommen hoch, die Galle läuft über oder löst im sich Beherrschen Depressionen aus. Geschäftsessen und Weihnachtsbäckerei belasten im Übermass zusätzlich.

Aber über das Freude Bereiten zünden wir in uns und anderen Lichter der Hoffnung an, so manches besser zu machen.

Der Rosmarin beginnt auch bei uns zu blühen. Ein Tee davon oder ein Rosmarinwein nach Hildegard von Bingen stärken unseren Mut zur Veränderung in die ganz langsam vom 21. Dezember an wieder heller werdenden Tage.

Alle Weihnachtszutaten in den Süssigkeiten wie Honig, Zimt, Lebkuchengewürze, Kardamom, Anis und viele weitere wärmen das Herz und die Nieren über die Säfte, die sie in Bewegung bringen. Mit Mass genossen können sie sicher auch heilend sein.

Damit ist der Kreislauf des Jahres geschlossen. Natürlich gibt es noch unendlich mehr Pflanzen, die uns begleiten. Das ist nur eine Möglichkeit der Achtsamkeit, die uns bereichern kann. Sie verhilft zur Dankbarkeit gegenüber der Natur, den göttlichen Gesetzen und gibt uns damit die notwendige Kraft zum positiven Leben.

Kräuter bitte immer sorgfältig und nicht zu viele pflücken. Bei Unsicherheiten gibt es Reformhäuser oder Drogerien, Apotheken etc. Zusätzlich möchte ich auf die wunderbaren Kräuterbücher hinweisen, die es gibt (z.B. von Bruno Vornarburg).

Ernährung

Die richtige Ernährung hat einen erheblichen Einfluss auf den Organismus und auf das Wohlbefinden.

Besonders in den letzten Jahren ist viel über Nahrungsvorschriften und Diäten geschrieben und publiziert worden. Es sind unzählige Modediäten empfohlen worden, durch die man angeblich die Idealfigur erlangen kann. Viele dieser Diätvorschläge sind nicht nur unwirksam, sondern sogar ausgesprochen gesundheitsschädlich.

Für den Organismus ist eine Kost wichtig, die keine gesundheitsgefährdenden Zusätze braucht. Wenn man sich an einige Grundregeln hält, muss man keine Angst vor Übergewicht zu haben und kann sichergehen, sich und der Familie Gutes zu tun.

Meiden sollte man: Kaffee, Alkohol, weissen Zucker, raffinierte, das heisst, von der Industrie behandelte oder konservierte Nahrungsmittel. Uperisierte wertlose Milch und industriell hergestellter, vor allem künstlich gesüsster Joghurt sind ebenfalls vom Speisezettel zu streichen. Die Belastung, vor allem für Kinder, ist enorm!

Am bekömmlichsten sind Vollkornprodukte, kaltgepresste Pflanzenöle, biologisch angebautes Obst, frische Salate und Gemüse, das möglichst roh verzehrt werden sollte. Zum Würzen können Sie Meersalz (ohne Jodzusatz etc.) und Kräuter verwenden. Zum Süssen eignet sich Rohrzucker (statt des weissen) oder noch besser Honig. Milchprodukte sollten Sie frisch vom Bauern oder Reformhaus holen und Joghurt selbst herstellen.

Der Verzehr von Fleisch ist wohl eher ein ethisches Problem. In der letzten Zeit haben sich viele Menschen dazu entschlossen, sich vegetarisch zu ernähren, weil sie der Massentierhaltung, den grossen Rinderfarmen in Südamerika (denen der Regenwald weichen muss) oder den Zucht- und Mastverfahren (auch den mit Medikamenten behandelten Tieren) kritisch gegenüberstehen.

Sensitive Menschen spüren die Angst, welche die Tiere vor dem Schlachten empfunden haben, und essen deshalb kein Fleisch. Vegetarier nehmen durch die Nahrung weniger Aggressionen auf als

»Fleischesser« und sie schützen sich vor den Hormonen und Antibiotika, mit denen Rinder und Schweine behandelt werden.

Natürlich ist es besonders wichtig, Kindern die richtige Ernährung zu bieten. Man sollte darauf achten, nur Nahrungsmittel zu verwenden, die naturbelassen sind und auf die Ausgewogenheit des Speiseplans achten. Gerade bei Kindern können Aggressionen entstehen, wenn sie phosphathaltige Nahrung (Phosphat findet sich in vielen Fertigprodukten, auch in Brot, Würstchen, Süssigkeiten und Getränken) zu sich nehmen.

Bei der Nahrungszubereitung und beim Verzehr gilt – wie in allen Bereichen des Lebens – , dass man sich seines Tuns bewusst ist. Das hilft bei der Auswahl der Speisen und bei der schonenden Zubereitung.

Man sollte nie vergessen, dass man durch die Nahrung Energien zu sich nimmt, die sich immer auf den Körper, den Geist und die Seele auswirken können. Bei bewusst ausgewählten Nahrungsmitteln, die alle lebenswichtigen Nährstoffe enthalten, kann man sicher sein, dass man sich selbst und seine Lieben ausreichend versorgt.

Trotzdem nicht engstirnig werden! Bewusst geniessen kann nicht schaden.

Fussreflexzonen – Behandlungsempfehlungen

Im Folgenden möchte ich Ihnen Tipps geben, welche Reflexzonen Sie bei bestimmten Symptomen und Krankheitsbildern behandeln müssen. Auf den Tafeln (Abb. 1 und Abb. 2) finden Sie die Punkte, die den einzelnen Organen und Körperteilen zugeordnet sind.

Allergien: Lymphsystem, Nieren-Blase, Leber-Gallenblase, Darm, Milz reinigen. SOS, besonders Familienpunkt zur Befreiung der Brustzonen bei Asthma, Heuschnupfen usw.

Angstgefühl: Wirbelsäule, Halswirbel, Brustbein, Bronchien, Nieren, Blase, Magen-Sonnengeflecht sanft sedieren. Becken stabilisieren, Bodenkontakt. Meridiane an Händen und Füssen harmonisieren.

Aggressionen: Leber-Gallenblase ableiten über den Gallengang. Magen-Sonnengeflecht sedieren, also beruhigen durch sanften Druck gleichzeitig an beiden Füssen. Über sämtliche Meridiane harmonisierenden Ausgleich schaffen.

Alzheimer und Demenz: Gute Durchblutung auslösen direkt bei der Lagerung am Kopf, aber ebenso über Nacken – Schädelbasis an den Füssen. Grossreinemachen über sämtliche Organe. Nieren-Harnweg-Blase verhelfen immer zu mehr Klarheit im Kopf. Ist vor allem vorbeugend in jedem Lebensalter wichtig. Alle SOS-Punkte sind sehr hilfreich.

Armschmerzen: Halswirbelsäule lösen. Oberarme, Ellenbogen bis in den Beckenbereich. Darm und Nierenreinigung sind wichtig, wie immer. Die als Muskelrheuma bezeichneten Schmerzen sind von den Meridianen her Lungen, Dickdarm, Magen, Dreifacher Erwärmer, Herz, Dünndarm.

Arthritis: Wirbelsäule, Becken, Hüftgelenk, Ellenbogen, Knie, Nieren, Blase, Leber, Gallenblase ausleiten. Grosse Zehen im Grundgelenk kreisen. Bei Arthritis ist gesunde Ernährung sehr wichtig.

Arthrose: Halswirbelsäule (grosse Zehe langsam, aber ausführlich kreisen, so möglich), Stoffwechsel anregen, Gelenke, Magen (Dreifacher Erwärmer), Hypophyse sedieren. Auf die Ernährung achten!

Asthma: Lymphwege, Bronchien, Lunge, Nieren, Blase, Leber, Darm reinigen (eventuell entsteht Auswurf).

Augenleiden: Nacken, Halswirbelsäule, Augenzonen, Sonnengeflecht, alle Regionen der Gürtellinie, Leber, Nieren, Magen, Gallenblase, Bauchspeicheldrüse behandeln.

Beine: Kreuzbein, Becken, Oberschenkel, Knie, besonders Zehen ruhig behandeln, damit die Meridiane angeregt werden.

Blase: Wirbelsäule, besonders Kreuzbein, Nieren, Blase, Beckenbänder entspannen. Oft verspürt der Patient nach der Behandlung verstärkten Harndrang.

Bluthochdruck: Wirbelsäule (besonders Brustwirbel), Nieren, Blase, Leber, Gallenblase und Beckenbänder behandeln. (Wenn die Prostata zurückstaut, entsteht oft Hochdruck!)

Brustdrüse: Hypophyse, Gallenblase, Bauchspeicheldrüse am Fussrücken behandeln. Eierstöcke und Gebärmutter entspannen.

Cellulitis: Hypophyse, Kreuzbein, Eierstöcke, Oberschenkel, Knie massieren. Stoffwechsel anregen.

Depressionen: Bei schweren Depressionen guten Therapeuten aufsuchen, hier kann man mit einer Fussmassage allein nicht heilen, kann sogar über neue Kraft den Mut zum Suizid auslösen.

Depressionen (latent): Gute Erfolge. Oft augenblickliche Lösung aus dem nebelhaften Zustand; wenigstens zuerst für kurze Zeit. Stoffwechsel anregen – gleichsam Negatives ausscheiden, über Nieren, Blase und Darm. Nervensystem über Sonnengeflecht entlasten.

Entwicklungsstörungen: Kopfzonen sanft durcharbeiten. Stoffwechsel anregen. Kniedurchlässigkeit ist wichtig. So früh wie möglich Therapeuten aufsuchen.

Erkältungen: Nase, Stirn, Kieferhöhlen, Mandeln, Lymphe, Nieren, Blase, Bauchspeicheldrüse, Magen, Milz, Darm und Beckenbänder behandeln. Ausscheidung anregen.

Fettsucht: Hypophyse, Stoffwechsel anregen. Bauchspeicheldrüse und Magen beruhigen. »Tore« an den Knien öffnen. (Oft lösen sich über eine Ganzheitsbehandlung psychische Störungen, die übertriebene Esslust verursachen.)

Gallenblase: Wirbelsäule, Sonnengeflecht, Leber, Gallenblase, Gallengang, Harnwege, Darmausgang, Beckenboden massieren. Gallen-Meridian in Fluss bringen.

Grippe: Für die Darmreinigung sorgen. Nieren, Harnwege und Blase aktivieren.

Haarausfall: Nacken, Halswirbel und Kopfzonen bearbeiten. Darmtätigkeit und Stoffwechsel anregen.

Hände, kalte oder taube: Halswirbelsäule, Oberarmbereich, Ellenbogen und Hände massieren. Beckenbänder mehrmals ganz bewusst entspannen. (Innerer Knöchel für Innenhand, äusserer Knöchel für Aussenhand. Oberster Halswirbel entspricht Daumen, unterster Halswirbel dem kleinen Finger.)

Herzbeschwerden: Bei ernsthaften Erkrankungen muss ein Arzt aufgesucht werden. Halswirbelsäule, Wirbelsäule, Brustbein, Schultergebiet entspannen. Schilddrüse, Bronchien und Herzzone sanft sedieren. Leber, Gallenblase, Magen, Bauchspeicheldrüse, Milz, Nieren und Blase massieren. Beckenzone gut durcharbeiten, das löst die Angst und den Überdruck. Auf Wärmegefühl bis in die Fingerspitzen achten. Bauchspeicheldrüse beidseitig entspannen.

Heuschnupfen: Lymphentstauung. Nieren, Blase, Nase, Stirn, Kieferhöhlen, Beckenboden, Beckenbänder sedieren. (Schon im Winter sollte mit einer homöopathischen Kur zusätzlich begonnen werden.)

Hüftgelenk: Am äusseren Knöchel Oberschenkel, Gesäss, Kreuzbein und Becken entstauen. Knie, Schultergebiet und Nacken lokkern. Grosszehen Nackengriff.

Ischias: Wirbelsäule in der Höhe der Bauchspeicheldrüse lockern (das kann sehr schmerzhaft sein). Nieren, Blase, Lendenwirbelsäule (besonders das Kreuzbein) entspannen. Gesäss, Hüftgelenk, Oberschenkel, Blasenschliessmuskel entspannen. Gallen-Meridian aktivieren.

Kinderlosigkeit: Hypophyse zur Hormonregulierung anregen. Eileiter und Eierstöcke reinigen. Gebärmutter entspannen. (Oft entsteht am Anfang einer solchen Behandlung starker Ausfluss, was die Fruchtbarkeit schliesslich zulässt.)

Knie: Oft sind Stoffwechselstörungen die Ursache für Schmerzen in den Knien. Nieren-, Leber- und Milz-Pankreas-Meridiane aktivieren. Über den Gallen-Meridian die Organe anregen. Über alle Zehen die Meridian-Energie zum Fliessen bringen.

Kopfschmerzen: Zunächst nach der genauen Schmerzstelle fragen. Kopfschmerzen sind oft Alarmsignale der Organe.
Schmerzen über den Augen, vom Nacken aufsteigend: Nieren, Blase, Beckenbänder behandeln. Blasen-Meridian in Fluss bringen.
Schmerz im Schläfenbereich (Migräne): Leber-Gallenblase, Magen-Bauchspeicheldrüse, Nieren, Darm und Genitalien zum Beispiel

bei Menstruationsproblemen. Vor allem Gallenmeridian. Essgewohnheiten und Ärgerquellen beachten.
Schmerzen am Hinterkopf: Halswirbelsäule, Nacken, Becken lokkern. Bei wiederkehrenden Schmerzen könnte eine Entzündung im Unterleib vorliegen.
Schmerzen im ganzen Kopf: Beckenzone lockern. Hilfreich sind auch kalte Fussgüsse.
Allgemeine Empfehlungen: Wenn sich die Kopfschmerzen nicht verbessern, muss ein Arzt aufgesucht werden. Vielleicht ist im gynäkologischen Bereich, an den Nieren, der Leber oder an der Gallenblase etwas nicht in Ordnung. Oft werden bei Kopfschmerzen nur Schmerzmittel eingenommen, die zwar die Beschwerden für kurze Zeit lindern, nicht aber die Ursache beseitigen.

Krampfadern: Kreuzbein, Gesäss, Hüfte, Oberschenkel, Leber, Gallenblase, Darm massieren. Wenn sich die Krampfadern am Fuss befinden, sollte man diese Stellen nicht berühren. In diesem Fall kann man über die Reflexzonen an den Händen arbeiten.

Lernschwierigkeiten: Ganzkörperbehandlung am Fuss. Sonnengeflecht beruhigen. Magen und Bauchspeicheldrüse entspannen. Die Kopfzone sanft massieren.

Magenbeschwerden: Der Schmerzpunkt zeigt die verspannteste Stelle. Leber, Gallenblase und Bauchspeicheldrüse entspannen. Nieren und Blase entlasten. Kreuzbein und Becken lockern.

Menstruationsbeschwerden: Hypophyse, Eierstöcke und Gebärmutter sanft beeinflussen (bei dieser Behandlung entsteht anfangs oft ein starker Ausfluss).

Müdigkeit: Stoffwechsel über Ganzheitsbehandlung anregen. Bei Erschöpfungszuständen sollten man viel Flüssigkeit (ca. 1 ½ bis 2 Liter am Tag) zu sich nehmen; das reinigt die Organe.

Nervosität: Ganzheitsarbeit. Magen, Sonnengeflecht, Herz, Leber,

Gallenblase, Nieren und Blase behandeln. Beckenboden entspannen, Sonnengeflecht sedieren.

Nierenbeschwerden: Nieren, Blase, Bauchspeicheldrüse, Gallenblase, Beckenbänder und Harnwege beeinflussen.

Ohrenschmerzen im Anfangsstadium: Ohrenzonen (grosser Zeh und im Grundgelenk der kleinen Zehen) und Milz bearbeiten. Bei hohem Fieber muss ein Arzt konsultiert werden. Oft sind Harnstauungen die Ursache von immer wiederkehrenden Ohrenschmerzen. Deshalb muss der Blasen- und Gallen-Meridian in Fluss gebracht werden. Bei Ohrenschmerzen, die durch Druckunterschiede (Höhenunterschiede oder beim Fliegen) entstanden sind, kann man über die Reflexzonen an den Händen Linderung erreichen.

Rheuma: Stoffwechsel anregen. Alle Organe über die Reflexzonen reinigen. Rheumakranke müssen sehr genau auf die richtige Ernährung achten.

Schilddrüsenstörung: Schilddrüse, Brustbein, Lymphsystem und Sonnengeflecht behandeln. Herzzone durchbluten. Becken stabilisieren und Halswirbelsäule ausgleichen.

Schlafstörungen: Den ganzen Körper über die Reflexzonen behandeln. Schläfen und Becken beeinflussen. Sonnengeflecht und Augenpunkte auf den grossen Zehen beachten. Gestaute Nieren – Blase – Darm können der Auslöser sein.

Schwangerschaft: Bei schwangeren Frauen müssen Sie äusserst behutsam arbeiten! Die Reflexzonentherapie wirkt sehr wohltuend, besonders wenn die Patientin schon vorher in Behandlung war. Den Beckenboden entspannen (Vorsicht bei Frauen, die schon Fehlgeburten hatten! Erst nach der 12. Woche arbeiten). Eine Ganzkörperbehandlung über die Fusszonen ist eine gute Geburtsvorbereitung. Die Wehentätigkeit kann über den Hypophyse-Reflexpunkt angeregt werden, soweit das Kind mitmacht, also dann kommen will.

Schulterschmerzen: Halswirbelsäule, Schultergelenk, Oberarm, Leber, Gallenblase, Bauchspeicheldrüse, Milz, Darm und Unterleibsorgane behandeln. Schulterblatt gut ausziehen, damit die Energie frei strömen kann. Auch das Becken sollte bei Schulterproblemen stabilisiert werden.

Schweissausbrüche (nachts und während der Wechseljahre): Stoffwechsel anregen. Hypophyse, Sonnengeflecht und Beckenzonen (besonders Eierstöcke bzw. Hoden) beeinflussen. Nieren anregen und über die Blase ausleiten.

Vegetative Dystonie (Nervenschwäche): Sonnengeflecht, Leber, Gallenblase, Magen, Bauchspeicheldrüse, Herz, Darm, Nieren, Blase behandeln.

Verstauchung: So schnell wie möglich behandeln! Zuerst die Zonen am unverletzten Bein oder Arm (an der gleichen Stelle). Lymphwege entstauen. Die verletzte Stelle nachher bandagieren.

Verstopfung: Leber, Gallenblase, Bauchspeicheldrüse, Magen und Darm aktivieren. Sonnengeflecht beeinflussen.

Völlegefühl: Bauchspeicheldrüse, Leber, Gallenblase, Magen, Darm, Nieren und Blase aktivieren.

Wadenkrämpfe: Ganzkörperbehandlung über die Reflexzonen. Nieren und Blase aktivieren. Halswirbel lockern. Schüssler-Salze.

Zahnschmerzen: Müssen von einem Zahnarzt behandelt werden. Über die Reflexzonenarbeit kann man jedoch Eiterherde lokalisieren, die im schlimmsten Fall zu ernsthaften Krankheiten führen können, wenn man sie nicht rechtzeitig behandelt.

Vor oder nach Operationen können Stauungen durch die Reflexzonenmassage gelöst werden. Schmerzen sind dann erträglicher, weil die Energien frei fliessen.

Die Hinweise dienen zur Optimierung der Arbeit an den Füssen. Grundsätzlich sollten alle Organe erreicht und angeregt oder entspannt werden.

Die Wirbelsäule ist über die Nervenbahnen Kraftspender zu jeder Gesundung!

Fallbeispiele

Aggressionen

Aggressionen haben immer mit Leber-Gallenproblemen zu tun, sei es ursprünglich vom Typ her, erworben über unterdrückte Wut oder durch Medikamente verschiedener Art, nicht zuletzt Antidepressiva und Antibiotika. Oft haben diese Menschen einen dunklen Teint, weil mehr Gallenstoffe im Blut verbleiben.

Solche Menschen müssen lernen, ihre Füsse so am Boden zu spüren, dass sie sich wie ein Blitzableiter fühlen können. Damit können sie gelassener reagieren und ihre oft begründete Wut so abgeben, dass sie von der Umgebung angenommen werden kann und niemandem schadet.

Die Fussarbeit kann wesentlich zu diesem Ausgleich führen. Dazu bedarf es starker Becken- und Kreuzbeinarbeit, um den Atem in den Beckenraum zu holen. Es ist sehr nützlich, die Hände auf den Unterbauch zu legen, um den Atem dort zu spüren.

Neben sanfter Grosszehenarbeit, also Kopfzonen mit Entspannung des Nackens, ist vor allem die Leber- und Gallenzone wichtig. Der Gallen-Meridian, ausgehend vom zweitkleinsten Zeh aussen am Bein entlang über Oberschenkel (Cellulitis) in den Bauchraum bis zur Schläfe und Stirn hat damit zu tun. Fliessen die Energien nicht ausreichend, kann von Wutausbrüchen bis zur Migräne und Depression alles vorkommen.

Auch Menstruationsprobleme gehören in diese Symptomatik.

Natürlich sind das Nervensystem und die Magenzone ebenfalls direkt beteiligt. Solche Menschen sollten nicht noch Kaffee trinken und Schokolade essen. Auch fette Speisen, vor allem am Abend, geben ihnen weitere negative Energien, lassen sie ausserdem nicht schlafen bis gegen drei Uhr (Leberzeit der Organuhr)! Leber-Galle-betonte Menschen besitzen jedoch auch sehr viel Durchsetzungskraft im Guten, wenn ein Ausgleich geschaffen wird.

Es ist stets eine grosse Freude, wenn Menschen nach einigen Behandlungen beglückt gestehen, dass sie viel ausgeglichener reagieren können. Damit läuft im Familien- und Arbeitsleben alles viel leichter ab, und es entsteht eine Zufriedenheit mit sich selbst, die weiter zum Guten hilft.

Akne

Durch die Haut stehen wir mit der Aussenwelt in Kontakt. Je nach Umwelteinflüssen (seelischen wie physischen), die wir »verdauen« müssen, ist die Reinheit unserer Haut beschaffen. Hormonstörungen und psychische Probleme können auch die Ursache für Pickel und unreine Haut sein.

Wichtig ist bei der Behandlung, dass der Stoffwechsel angeregt und die Ausscheidungsorgane aktiviert werden, damit Giftstoffe und Schlacken abtransportiert werden können. Die Durchblutung im ganzen Körper wird angeregt, Muskelverspannungen und das Rückgrat werden gelockert und durchlässiger gemacht.

Eine junge Frau kam zu mir, weil ihre Haut mit entzündeten Pusteln übersät war. Sie fühlte sich erschöpft und depressiv. Nach der zweiten Fussmassage brach sie in Tränen aus und weinte fast eine Stunde. Einige Tage danach waren die Pickel abgeheilt und nach der sechsten Behandlung fühlte sie sich auch wieder wohl und wurde unternehmungslustiger.

Allergien

Immer mehr Menschen leiden an allergischen Erkrankungen. Meist sind schädliche Umwelteinflüsse oder Nahrungsmittelzusätze die Ursache einer Allergie. Aber auch bedenkenlose Medikamenteneinnahme kann den Körper so schwächen, dass das Immunsystem nicht mehr richtig funktioniert. Alle möglichen Krankheiten, Erschöpfungszustände oder Niedergeschlagenheit sind die Folge.

Die Halswirbelsäule muss gelockert und gerade gerichtet werden, damit wird auch die Kopfzone durchlässiger und die Schilddrüse wird angeregt (auch die Nebenschilddrüse). Alle ausscheidende Organe sollen gut durchblutet sein.

Ein achtjähriger Junge kam zu mir in die Praxis. Er war in der Schule ungenügend und benahm sich seinen Mitschülern gegenüber besonders aggressiv. An seinen Füssen konnte ich erkennen, dass die Milz und das Brustfell sehr empfindlich waren. Es stellte sich heraus, dass der ausgesprochen sensible Junge zwei Jahre zuvor an einer Lungenentzündung erkrankt war, die mit starken Medikamenten behandelt worden war. Genau zu dieser Zeit begannen auch die Schwierigkeiten in der Schule. Offensichtlich hatte sein Körper die Wirkstoffe der Medikamente nicht ausreichend verarbeitet.

Nach zwei Fussreflexzonenbehandlungen innerhalb von zwei Wochen fühlte sich das Kind sehr erschöpft – es wollte nicht einmal mehr spielen. Für mich war das ein Zeichen, dass die Therapie anschlug. Der Körper des Jungen musste eine enorme Leistung vollbringen, um sich von den Giftstoffen zu befreien und die noch vorhandenen Entzündungen zu überwinden. Bei der dritten Behandlung machte der Junge schon einen gelösten und zufriedenen Eindruck, und nach der vierten hatte er keine Beschwerden mehr und konnte sich besser in die Schule eingliedern.

Natürlich braucht es bei starken Entzündungen Medikamente. Aber die Ausheilung kann zum Beispiel über die Reflexzonen geleistet werden.

Alzheimer und Demenz

Unsere Altersheime sind inzwischen von diesem Themenkreis geprägt. Alle entspannenden Massagen sind zur Vorbeugung und zur Erleichterung dringend nötig und zwar so früh wie möglich, vielleicht schon als Kind. An den Füssen wieder ganzheitliche Arbeit, aber besonders Halswirbelsäule mit Übergang zu den Kopfzonen. Durchblutung und damit auch Reinigung in diesen Bereichen über einen besseren Stoffwechsel sind eminent wichtig. Weiter ist der Beckenbereich als Gegenpol zum Ausscheiden, auch zur Verhütung von Inkontinenz, besonders zu beachten. Die Angst, zu oft auf die Toilette gehen zu müssen, »vernebelt« im Verbund mit Medikamenten zusätzlich das Gehirn (s. Blasen-Meridian).

Ich vermute, dass die Generation der heute 50- bis 100-Jährigen mit dieser Hilflosigkeit noch ein grosses Defizit an Zuwendung unbewusst auslebt. Viele haben weder in der Kindheit noch in der Ehe oder am Arbeitsplatz liebevolle oder anerkennende Wahrnehmung erlebt. Das gilt ebenso für Multiple Sklerose und Parkinson.

Nehmen wir uns das zu Herzen und versuchen, Geben und Nehmen bewusster zu leben, damit uns nicht das Gleiche passiert.

Angstgefühle

Ängstliche Menschen erkennt man oft schon an der Körperhaltung. Die Schultern sind – zum Schutz des Kopfes – hochgezogen, der Nacken wirkt steif. Es ist klar, dass der Atem und die Energien bei einer solchen Haltung nicht frei fliessen können, deshalb müssen bei einer Fussreflexzonenmassage erst einmal alle körperlichen Verspannungen gelöst werden, damit sich der Patient mit frischer Energie dem Alltag stellen kann. Wenn er sich bewusst macht, dass er mit beiden Beinen fest im Leben steht, verschwinden auch die Angstgefühle. In den meisten Fällen arbeiten auch die Ausscheidungsorgane bei verängstigten Menschen nicht richtig, dann kommt es zu Schweissausbrüchen. Mutlosigkeit und Depressionen können die Folge sein.

Vor Jahren behandelte ich ein vierzehnjähriges Mädchen. Das Kind war sehr still und blass und litt an undefinierbaren Kopf- und Bauchschmerzen. Nach fünf Behandlungen war das Mädchen wie verwandelt, es erzählte ohne Hemmungen von sich, sah gesund und frisch aus und wirkte gelöst. Sie war schmerzfrei und hatte plötzlich eine positive Ausstrahlung. Ihre Freunde und die Lehrer reagierten prompt auf diese Veränderung.

Der Hinweis an sie, beide Füsse auf dem Boden zu spüren, wenn etwas Schwieriges kommt, half ihr auch weiterhin, an sich selbst zu glauben. Sie hatte es geschafft!

Die Bauchschmerzen zeugten von Rückstau im Harnleiter, zum Teil auch im Darm. Die Kopfschmerzen sind immer ein Alarm, je nach Kopfpartie, wo etwas stört. Sie sind vergleichbar mit roten Warnlämpchen, die aufleuchten. Werden sie mit Medikamenten unterdrückt, gleicht dies einem Herausschrauben der Sicherung. Am Fuss kann »entwarnt« werden, weil die Ursachen angegangen und gelöst werden.

Armschmerzen

Armschmerzen oder »Einschlafen der Arme« sind in erster Linie mit Verspannung oder sogar Verschiebungen der Halswirbelsäule verbunden. Oft ist eine sanfte Massage am Hals direkt von grossem Vorteil, ausserdem die bestimmte klare Arbeit im Halswirbelbereich, wo die aus der Reihe tanzenden Wirbelkörper deutlich fühlbar sind. Diese »chiropraktische Arbeit« am Fuss ist sehr schmerzhaft, aber auch von sensationeller Wirkung und ungefährlich.

Nach dem Lösen von Verspannungen um die Halswirbelkörper herum müssen die Zehenansätze von allen Schmerzstellen freigemacht werden. Also tief und langsam arbeiten bis ins Schultergelenk und die Aussenseite der Füsse entlang bis in die Zonen der Hände und damit den Beckenraum. Einmal mehr ist die Entspannung der unteren Wirbelsäule von grosser Wichtigkeit!

Hände, die immer noch nicht warm werden, können weiter über den Dickdarm-Meridian am Ansatz des Muskels vom Unterarm durchblutet werden. Auch die Anregung der Meridiane über alle Fingerkuppen rechts und links des Nagelbetts hilft, Energien auszugleichen.

Schulter- und Armschmerzen rechts haben mit Leber-Galle-Problemen, also mit Wut, zu tun, Probleme links meist mit Milz und Pankreas, was eher Menschen betrifft, die introvertiert sind und über oft lange Zeit kaum vor sich selbst ihre Verletzlichkeit eingestehen.

Es gibt sehr viele langjährige Schulterprobleme, welche durch diese Ganzheitsbehandlung, oft schon bei der ersten Behandlung, weitgehend oder sogar ganz gelöst werden. Allerdings muss sehr gezielt in der Halswirbelzone gearbeitet werden!

Ausserdem sind die Innenseiten der Knie massgeblich mitbeteiligt an allen Schulterschwierigkeiten. Durch breitflächigen Druck auf die drei Meridiane Nieren – Pankreas – Milz und die Leber unterhalb des Knies am Ansatz des inneren Muskelstranges können gestaute Energien freigelegt werden. Das wirkt sich absolut erlösend auf den Menschen aus! Schulterbelastungen bedeuten ja auch psychische Belastungen (sein Kreuz tragen – sich davon niederdrücken lassen bis in die Knie).

Können wir uns wieder aufrichten, sind auch symbolisch »die Sterne wieder zu sehen«.

Arthritis und Arthrose

Arthritis und Arthrose werden oft als endgültiges Urteil angesehen, meistens mit dem Hinweis auf die Abnutzung der Gelenke und dem leisen Stolz im Unterton, man habe eben sein Leben lang zu viel gearbeitet.

Diese beiden Rheumaarten haben beide mit mangelndem Stoffwechsel, oft falscher Ernährung – Säureüberschuss in der Nahrung durch Fleisch, Fett, Weissmehl, Zucker, Kaffee – und auch zu viel Obst und Joghurt zu tun. Basenausgleich geschieht über Salate und Gemüse. Schalenkartoffeln mit Quark und Salat wirken zum Beispiel ausschwemmend und damit auch entlastend auf der Waage, wohingegen sogar Käse eher säuernd wirkt. Dieses »Sauersein« hat natürlich auch einen seelischen Zusammenhang.

Oft sind bei Arthrose ungleich lange Beine und damit ein Beckenschiefstand mitschuldig an Hüft- und Knieschmerzen. Es ist sehr wichtig, über Osteopathie oder Dorn-Breuss den Schiefstand zu korrigieren. Ebenfalls hilfreich ist ein guter Chiropraktiker.

Die Blockade im Becken, die dadurch entsteht, bewirkt manchmal eine langjährige »Vergiftung« wegen der mangelnden Ausscheidung von Nieren, Blase und Darm.

Dadurch wird jede Zelle, vorab jedoch werden die Gelenke mit Rückständen überfüllt, die schmerzen. Vor allem aber wird der Blasen-Meridian, der den ganzen Rücken breitflächig bedient, so gestaut, dass primär das Kreuzgebiet und letztlich alles schmerzt. Auch die »Polster« in der Kniekehle sind solche Ablagerungen, die zu weiteren Fehlhaltungen der Beine und des Rückens führen.

Eine etwa fünfzigjährige Frau kam nach jahrelangen Therapien, auch im Ausland, mit der Angst vor dem Rollstuhl in die Behandlung. Diese dauerte über ein Jahr, fast allwöchentlich, bis wirklich ausdauernde Besserung eintrat. Anfänglich verschwanden die Schmerzen für Stunden, dann für Tage. Die Müdigkeit und auch die Lustlosigkeit waren gross. Die Schmerzen stellten sich immer wieder neu ein, vor allem im Kreuz.

Eine länger dauernde Fussbehandlung führt, wie bei einem zurücklaufenden Film, zu den Anfängen der Beschwerden. Diese liegen gerade bei solchen Krankheiten sehr oft in langjährig verhockten Stirn-Kieferhöhlenentzündungen und nachfolgender Bronchienbelastung. Bei dieser Frau dauerte es über ein Jahr, bis keine neuen Eiter- und Schleimreste mehr ausgespuckt werden mussten. Damit war die Heilung eingeleitet. Sie lebt seit einigen Jahren praktisch ohne Beschwerden.

Asthma

Hat mit Druck auf der Seele zu tun, einer Beengung des eigenen Lebensraumes, durch das Atmen manifestiert!

Das äussert sich natürlich auch in der Körperhaltung. Leider haben wir die Tendenz, uns bei Bedrohung zusammenzuziehen und die Schultern hochzuheben, anstatt sie auszuweiten. Tiere machen sich grösser, um gefährlicher zu wirken!

Ausserdem wird das Durchatmen allgemein völlig falsch verstanden, leider oft auch von Therapeuten. Es wird nur der Brustraum geweitet, statt bis ins Becken durchzuatmen.

Entlastendes Atmen ist fühlbar bis in den Beckenraum ohne Zwang, mit viel Betonung auf Entleeren und Ausatmen, besonders bei Asthma- oder Heuschnupfenkranken. Jeder Mensch hätte diese Arbeit des »Loslassens« sehr nötig, um zu seiner »Mitte« zu finden. Erreicht wird dieses Ziel am leichtesten, wenn wir die Hände auf den unteren Bauchraum legen, um dort den Atem zu spüren.

Die »Mitte«, im Fernen Osten »Hara« genannt, bedeutet sowohl Beckenraum als auch Verbindung von Erdkräften von unten her und ebenso kosmische oder geistige Kräfte von oben – also Vereinigung von Körper und Geist, körperlich-materiell wie auch seelisch-geistig in Harmonie.

Die Aufgabe des Menschen besteht in bewusster Verbindung dieser Kräfte. Das führt zu Harmonie in uns selbst, was unser Handeln im Alltag bestimmt und damit die ganze Welt zum Guten beeinflusst.

Am Fuss bearbeiten wir besonders die Lymphwege, im Brustraum am Ansatz der Zehen bis weit in den Fussballen, besonders auf der oberen Seite des Fusses.

Bronchien und Lunge sind selbstverständlich, aber auch Stirn- und Kieferhöhlen, welche oft verstopft sind, wenn nicht durch die Nase geatmet wird. An den Grosszehen kann man die Nasenzonen mit Nachdruck freimachen, bis die Energien wirklich in der Kopfzone ankommen.

Ebenso wichtig sind alle Ausscheidungsorgane, somit Nebenniere, Niere, Blase und Leber, Galle, Bauchspeicheldrüse und Darm. Nervensystem und Magengebiet gehören ebenfalls ausgleichend dazu.

Alle cortisonhaltigen Medikamente wirken auf längere Zeit negativ, weil sie die Eigenarbeit der Nebennierenrinde unmöglich machen. Diese bildet normalerweise den Stoff zusammen mit Adrenalin selbst.

Bei einem jungen Seminaristen wurde die Ausbildung wegen seines Gesundheitszustandes in Frage gestellt. Nach zwei Behandlungen war der junge Mann fähig, jede Sportart problemlos mitzumachen. Es trat kein Asthma-Anfall mehr auf, weil sich der Körper von allen Giften gereinigt hatte. Die Organe, besonders die Nieren, arbeiteten wieder normal.

Das war allerdings ein aussergewöhnlich schneller Erfolg.

Augenleiden

Sie sind mir ein grosses Anliegen. Die Augen sind in vollem Masse vom Allgemeinzustand abhängig. Sie sind unsere Seelenfenster, die sich schliessen können, wenn zuviel Trauriges einfällt. Es kann durch

Schock Blindheit entstehen. Viel öfter jedoch werden die Menschen kurzsichtig, wenn sie etwas in ihrem Leben nicht sehen wollen. Wir sprechen auch von »leeren« Augen, wenn jemand innerlich keinen Anteil mehr an seiner Umwelt nehmen will oder kann.

Sehr wichtig ist die Entspannung des Nackens und des Schulterraumes, um eine gute Durchblutung des Sehnervs zu gewährleisten. Dies ist direkt im Nackenbereich möglich, aber ebenso wichtig auch am Fuss.

Die Augen haben eine grosse Verbindung mit allen Organen der Gürtellinie, also besonders mit dem Nervensystem-Sonnengeflecht – Magen, bei Nachtblindheit mit Leber und Galle zusammen. Damit können auch die A-Vitamine des Carotins wieder besser aufgenommen werden, wenn über die Füsse gearbeitet wird.

Ausserordentlich wichtig aber ist die Bauchspeicheldrüse. Es ist allgemein bekannt, dass Diabetes, eine Schwäche oder Krankheit des Pankreas, letztlich Blindheit verursachen kann. Also vorbeugen! Weiter sind Nieren und Blase massgeblich mitbeteiligt. Schon bei leichtem Rückstau tränen unsere Augen häufiger. Bei zu wenig Flüssigkeitszufuhr können sie sandig, trocken und entsprechend unangenehm sein. Augenentzündungen können meist über eine Anregung der Nierentätigkeit von den Füssen her sehr schnell und nachhaltig zum Abklingen gebracht werden.

Eine junge Frau brauchte nach monatelangen erfolglosen Cortisonbehandlungen nur zwei Behandlungen, um beschwerdefrei zu sein. Eine fast 82-jährige Frau kam verzweifelt zu mir, weil sie innerhalb von wenigen Wochen fast erblindete. Der Arzt wies sie auf ihr Alter hin, sie sah fast nur noch in Umrissen.

Schon bei der ersten Behandlung konnte sie mich deutlich sehen und ihre Ängste lösten sich etwas. Ihre Ausscheidungsorgane funktionierten durch die Massage viel besser. Sie konnte wieder mit der Lupe lesen, nach drei Behandlungen auch wieder mit ihrer Brille. Auch zwei Jahre später, nach anfangs wöchentlichen und später dann 14-tägigen Behandlungen, war sie fähig, mit ihrer alten Brille zu lesen und Handarbeit zu leisten. Ausserdem besorgt sie Haus und Garten wie eh und je.

Am Fuss ist besonders die Nackenentspannung anzugehen, über Halswirbel und Nackenzone mit gutem Durcharbeiten des Grosszehs mit Hypophyse und dem Sehnerv, der sich im oberen Drittel des Grosszehs befindet. Wenn wir den Grosszeh als »kleinen Menschen« sehen, betrifft dies die Gürtellinie, also Leber-Gallenblase, Magen-Bauchspeicheldrüse und Milz sowie die Niere vom Gehirn aus dirigiert (Grosszehen = Gehirn). Aber auch die ableitenden Organe, also der gesamte Beckenraum, sind wichtig, um die belastenden Gifte zu entfernen.

Die Augenzehen, also die zwei kleine Zehen neben den Grosszehen, haben speziellen Einfluss, sie müssten behutsam, aber lange genug mit ruhigem Druck bearbeitet werden. Behutsam, um die zarte Netzhaut zu schonen, aber gleichzeitig auch gut zu durchbluten und damit neue Kraft durchfliessen zu lassen.

Diese zwei Zehen haben Bezug zum Nieren- und Magen-Meridian, und damit ordnen sie den ganzen Körper samt dem Nervensystem, das ja stark von unseren Eindrücken abhängt. Eindrücke aber kommen zum grossen Teil über unsere Augen ins Bewusstsein.

Beinleiden

Schmerzende oder aufgeschwemmte Beine können verschiedene Ursachen haben. Grundsätzlich sei gesagt, dass schon eine Besserung erzielt werden kann, wenn man die Meridiane aktiviert. Oft sind die Kreuzbeinregion und das Ileosakralgelenk sowie der Oberschenkel und das Hüftgelenk verspannt. Bei der Fussmassage bringt man den Stoffwechsel über die Hypophyse in Gang, behandelt die Ausscheidungsorgane und berücksichtigt auch den Schulter- und Nackenbereich. Der Gallen-Meridian an der Aussenseite der Beine verläuft über das Hüftgelenk und ist mitbeteiligt an Schmerzen in diesem Bereich. Wird er genügend in Fluss gebracht, verschwinden die Schmerzen, dies natürlich leichter zu Beginn solcher Beschwerden. Man kann eine Linderung der Beschwerden erzielen, wenn man neben der Reflexzonenbehandlung auch noch die Knie und den Nacken direkt massiert.

In meiner Praxis habe ich die Erfahrung gemacht, dass eine Behandlung grosse Müdigkeit hervorrufen kann, weil sich der Körper von Giften reinigt. Der Patient sollte in dieser Zeit grössere Mengen Kräutertee über den Tag verteilt zu sich nehmen. Die Fussreflexzonenmassage erzielt bei Beschwerden in den Beinen sehr gute Ergebnisse und die meisten meiner Patienten sind nach einigen Behandlungen schmerzfrei.

Blasenentzündung

Eine Blasenentzündung ist wenigstens zu Beginn schnell angehbar. Wichtig ist die Entspannung des Beckenbodens und der Beckenbänder, um die Bakterien möglichst schnell aus dem Körper zu entfernen. Das erfordert eine ausreichende Flüssigkeitszufuhr, aber ebenso Beachtung, ob Zufuhr und Abgang in einem guten Verhältnis zueinander stehen.

Es gibt immer noch viele Menschen, die nur zwei- bis dreimal täglich Urin lösen. Das ist zu wenig, wenn wir an die Tätigkeit der Niere denken, die den ganzen Körper zu entgiften hat. Wir sind uns kaum bewusst, welche gewaltige Arbeit hier geleistet wird. Auch bei Kindern, die plötzlich fiebrig sind, ist sehr oft eine Blasenverspannung schuld. Es ist dann typisch, dass nur sehr wenig Wasser bei ständigem Drang abgeht. Da liegt auch die grosse Chance, über die Füsse das Lösen zu bewirken.

Dabei ist das Nervensystem-Sonnengeflecht ebenso wichtig wie die Nieren und Nebennieren. Der ganze Harnweg muss gründlich in der Tiefe durchmassiert werden, um alle Rückstände, die oft wie Steinchen greifbar sind, Richtung Blasenbereich zu schieben. Auch die Anregung über die Hypophyse darf nicht fehlen, damit die Nebennieren in Schwung kommen.

Wichtig ist im Weiteren die Milztätigkeit, um die Entzündung zu bekämpfen.

Sehr oft ist die Hypophyse zu wenig aktiv, weil Nackenverspannungen eine gute Durchblutung verhindern. Ursache kann neben Haltungsfehlern oder Arbeitsbelastung auch Kälte, zum Beispiel

Nordwind sein, der uns »starr« werden lässt, desgleichen natürlich psychische Verspannungen. Zusätzlich zu dem offensichtlichen Blasenproblem laufen nämlich weitere wesentliche Belastungen.

Der Rücken wird steif über dem energielosen Blasen-Meridian, der beidseits der Wirbelsäule läuft.

Der Kopf schmerzt vom Nacken her bis zur Stirn und auch die Lebensfreude ist im Keim erstickt. Die Gelenke können anschwellen bis zum Rheumaanfall oder Gicht!

Also heisst es, die ganze Wirbelsäule am Fuss zu entspannen, auch die Muskelpartien daneben durchzuarbeiten. Der Schmerz zeigt genau an, welche Wirbelkörper die Kräfte festhalten, die wir so dringend brauchen.

Eine junge Frau, eher untergewichtig, kam wegen häufiger Blasenentzündungen. Sie fühlte sich mit ihren zwei Kindern vollkommen überfordert und hatte in kurzen Abständen immer wieder Antibiotika verordnet bekommen.

Der Befund am Fuss ergab massive Staus in den Harnwegen und an der Schmerzstelle der Nieren den Verdacht auf eine Wanderniere, was sich in der Folge medizinisch bestätigte. Offensichtlich konnten sich die Harnwege nur schlecht entleeren, weil sie nicht geradlinig zur Blase verliefen. Das förderte natürlich die »Bakterienkultur« erheblich und damit den bösen Kreislauf von Infekt – Müdigkeit – Kopfschmerzen, schlechter Haltung – Spannung und damit neuen Infekt.

Nach wenigen Behandlungen konnte das Übel so weit behoben werden, dass Mut, Kraft und Freude im Alltag wieder weiterhalfen. Diese Schwäche wird sich allerdings immer wieder bemerkbar machen. Dabei ist es eine Hilfe, zu wissen, wo die Ursache liegt.

Blutdruck

Zu hoher oder zu niedriger Blutdruck brauchen Entspannung der Hals- und der Wirbelsäule. Leber und Niere – Harnwege – Blase sind stark beteiligt wie auch das Nervensystem. Also gut an allen Organen der Gürtellinie arbeiten, besonders bei Bluthochdruck beruhigend, also sedierend draufbleiben. Bei niedrigem Druck eher anregend, also massieren. Sehr oft sind Beckenverspannungen beteiligt, und verhindern die Ausscheidung, so kommt es zu Prostataproblemen. Menschen mit solchen Beschwerden stehen immer unter seelischem Druck, was sich je nach Veranlagung auswirkt.

Unübersichtlich ist es, wenn mit Medikamenten gearbeitet werden muss und es wäre gut, offen mit dem Hausarzt zusammenzuarbeiten. Jedenfalls ist es äusserst wichtig, den Blutdruck regelmässig messen zu lassen, um keine Risiken einzugehen, vor allem bei zu hohem Blutdruck, dann **nicht** arbeiten.

Brustentzündungen

Die Brustdrüsen stehen mit allen endokrinen Drüsen in Zusammenhang (Hypophyse, Schilddrüse, Nebenniere, Gallenblase, Bauchspeicheldrüse und auch Eierstöcke sowie die Milz). Bei einer Reflexzonenbehandlung müssen ausserdem die gesamte Wirbelsäule gelockert und die Ausscheidungsorgane angeregt werden.

Der Ehemann einer jungen Mutter rief mich an, weil seine Frau mit hohem Fieber und Milchstau im Bett lag. Ich nannte und beschrieb ihm die Reflexzonen an den Füssen, die er behandeln musste. Am nächsten Morgen war das Fieber verschwunden und der Stau beseitigt.

Cellulitis

Cellulitis tritt fast nur bei Frauen auf. Sie kann über Massagen, die den Stoffwechsel anregen und die Energien auf den Meridianen in Fluss bringen, gelindert werden. Der Gallen-Meridian ist bei diesem Problem besonders wichtig. Bei der Fussmassage werden alle Drüsen gezielt behandelt. Eine Saftfasten-, Kartoffel- oder Rohkostkur unterstützt die Behandlung.

Depressionen

Depressionen weisen darauf hin, dass etwas Grundsätzliches falsch läuft. Es mag aber auch die Frage nach dem Sinn des Lebens sein, wenn diese Tiefs scheinbar grundlos auftreten. Wir haben unseren Glauben und die Antwort auf das Woher und Wohin oft verloren bzw. wir pflegen sie in Bereichen zu suchen, wo wir sie nicht finden können.

Es ist erstaunlich, wie wenig sich die Menschen fragen, was sie wohl auf dieser Welt zu tun haben könnten ausser essen, schlafen, arbeiten für Geld, Vergnügen und für Nachwuchs sorgen. Ist das wohl genug?

Im Grunde unseres Herzens fühlen wir wohl mehr oder weniger bewusst, dass ein Sinn hinter all dem stehen muss, dass wir zum Beispiel klarer werden sollten, bewusster, gezielter am Leben lernen – kurz etwas vollkommener zu werden versuchen. Die grossen Heiligen aller Zeiten haben es uns vorgelebt, aber wir glauben nicht so recht daran, dass auch wir alle aufgefordert sind, in diese Richtung zu gehen. Es macht uns genauso Angst, wie es uns deprimiert, dies nicht klar zu tun.

Dass der Körper eng mit Gefühlen verquickt ist, kommt auch hier zum Ausdruck. Darum ist es möglich, in vielen Fällen über die Füsse etwas zu der Kraft beizutragen, die es zum positiven Leben braucht.

Die »Spezialpunkte« der Füsse zeigen am Grosszeh die »Anti-Depressionspunkte«. Es sind in Augenhöhe Leber und Milz-Meridian 1. Sie haben mit Reinigen und Klären zu tun, damit wir nicht mehr so schwarz sehen!

Weiter ist es wichtig, alle Verspannungen zu lösen, besonders im Schulterraum und der Wirbelsäule. Der Kopf muss gut durchblutet sein, um »objektiv sehen« zu können.

Hypophyse und alle endokrinen Drüsen helfen, die körpereigenen Gifte auszuscheiden, was auch seelisch reinigen hilft. Besonders Leber und Niere sollten gut funktionieren und das Nervensystem-Sonnengeflecht muss zum Wohl beitragen. In den Knien, besonders auf der Innenseite, bleibt sehr viel »Energie hängen«, die uns entsprechend im Kopf fehlt.

Wenn die Energien zu fliessen beginnen, gibt es buchstäblich Luft im Brustraum, den wir sanft durch Druck betonen. Über die Meridian-Enden an Fingern und Zehen den Körper beleben, bis es für diesen Menschen gefühlsmässig deutlich heller wird.

Es gab schon Menschen, die mich fragten, ob denn die Sonne plötzlich scheine, obwohl es immer noch regnete. Das ist möglich, zuerst meist nur für Stunden oder Tage, dann oft grundsätzlicher, wenn auch die Gespräche entsprechend sind.

Es ist sehr wichtig zu wissen, dass eine solche Behandlung nur beginnen darf – besonders bei schwer depressiven Menschen –, wenn sie selbst es wollen, wenn sie bereit sind, über eine längere Zeitspanne zu kommen und wir selbst – wie die Familie – dahinter stehen. In den ersten Tagen kann die Depression schlimmer werden, vor allem, wenn Psychopharmaka gebraucht wurden oder werden.

Diese Arbeit rührt auf, sie deckt nicht nur zu, was eine grosse Verantwortung bedeutet. Dann jedoch geschieht wirklich etwas Gutes. Allerdings sind Gespräche dabei sehr wichtig, ebenso wie das Vertrauen in die eigenen Kräfte, die es zu wecken gilt.

Ich arbeitete mit einer jungen Frau, die Selbstmordversuche mit Klinik und Psychotherapie hinter sich hatte, aber sehr kopflastig war. Der Weg über die Füsse führte nun zu einer Verbindung von Kopf und Herz innerhalb von einem Jahr. Es gab erstaunliche Veränderungen und es ist zum Freuen, auch wenn das Leben immer noch nicht einfach läuft! Hände weg ohne grundlegende Ausbildung!

Entwicklungsstörungen

Entwicklungsstörungen sollte so früh wie möglich vorgebeugt werden. Am Kantonsspital in Basel wurden nach Reflexzonenkursen die Neugeborenen oft ganz sanft an den Füssen gestreichelt, um schon gleich das Geburtstrauma auszugleichen. Dabei ist klar ersichtlich, wo Störungen und Schwächen liegen, wenn die Kinder gut beobachtet werden. Die Reflexe sind unübersehbar. Ein Berühren der Lunge brachte zum Beispiel ein deutliches Durchatmen bei einem zu früh Geborenen. Bei einem kleinen Knaben mit Hodenhochstand war das

Hodensäcklein am Fuss deutlich sichtbar wie ein Eidotter und konnte in zwei Tagen nach verschiedenem, kurzem Streicheln am Fuss an seinen Platz geholt werden.

In unserer Zeit ist es unendlich wichtig, den unruhigen Kindern und ihren Eltern zu helfen. Leider ist diese Möglichkeit viel zu wenig bekannt. Kinder sind genau wie Erwachsene zu behandeln und oft schon als Baby sehr wissend, dass ihnen das gut tut.

Bei Säuglingen also, die erbrechen, den Magenein- und -ausgang entspannen und den Darm anregen. Kinder, die über Mitternacht nicht schlafen, haben oft eine Leber- und Pankreasschwäche, die sie nicht schlafen lässt (Organuhr). Sehr oft rührt diese Schwäche von ungeregeltem Essen her, zu süssem Tee und sonstiger Babynahrung. Die Organe sind ganz einfach überfordert. Das beginnt bei den Augen, welche die Überfülle an Eindrücken nicht verkraften. Im Grunde gilt das auch für uns Erwachsene, auch uns fehlt die Stille, doch sind wir abgestumpfter als die Kinderseele.

Wie die Umwelt auf die kleinen Menschen wirkt, ist schwer zu übersehen. Jedenfalls ist es wichtig, genau zu überlegen und zu lesen, was auf all den Babyprodukten steht. Alle uperisierten, stabilisierten, künstlich gesüssten, fermentierten und vitaminisierten Zusätze sind letztlich gefährlich und vermutlich mit ein Grund dafür, dass es immer mehr Problemkinder gibt. Dazu zählen auch die phosphatempfindlichen Kinder und jungen Menschen (ADHS-Störungen).

Eine etwa 30-jährige Mutter, Krankenschwester, war am Verzweifeln. Ihr Sohn im Kindergartenalter sollte für ein halbes Jahr in die psychiatrische Abteilung der Universität Basel, weil er kaum mehr tragbar war. Nach drei Tagen phosphatfreier Kost daheim und im Kindergarten hatte sie ein vollkommen normales Kind.

Phosphatfreie Kost heisst: keine künstlichen Zusätze, weder Süssigkeiten noch Cookies oder Würste, keine Farbzusätze, Emulgatoren im Joghurt noch Stabilisatoren, keine vitaminisierten Haferflocken – nicht einmal fertige Brote sind bei den heutigen Zusätzen tragbar. Ein paar Tage später bekam das Kind ungewollt gestäubte, also nicht keimfähige Kartoffeln, zu essen und warf als Folge den nächsten Blumentopf an die Wand!

In Amerika sind Versuche in Kinderheimen durchgeführt worden, welche diese Theorie bestätigen. Natürlich sind dies übersensible Kinder. Ich vermute, dass sie neben seelischer Empfindsamkeit – die ja auch eine Chance ist – über Nackenverspannungen schon seit der Geburt leiden. Dadurch arbeitet die Nebenschilddrüse unvollkommen und die Mineralien – wozu auch das Phosphat gehört – werden schlecht verarbeitet.

Ausserdem sind die »gutartigen Phosphate«, die der Körper braucht, in der denaturierten chemiegedüngten Nahrung nicht die gleichen. Unsere Labore können wirkliche Lebensenergien nicht testen, sondern lediglich die »materiellen« Werte.

Auch diese Probleme können am Fuss erheblich ausgeglichen werden. Besonders Kopfzonen, Nacken, Halswirbel und Wirbelsäule – Beckenraum sehr ruhig bearbeiten.

Leber-Gallenblase, Milz und Pankreas zur besseren Ausscheidung bringen über Darm und Blase. Sonnengeflecht und Steissbein als Entspannung – Atem beachten. Zuwendung in Stille ist sehr wichtig. Kein Kind will böse sein!

Epilepsie

Früh erfasst, bevor die starken Medikamente eine Veränderung unmöglich machen, ist die Behandlung der Epilepsie eine dankbare Arbeit.

Am Fuss sind wieder die Halswirbelsäule und der Schulter-Nackenbereich eminent wichtig, ebenso die Wirbelsäule bis zum Steissbein, um die Energien auszugleichen. Es muss also sehr gut im Beckenraum gearbeitet werden, damit der Kopf nicht unter Überdruck steht. Aber auch in den Kopfzonen ist es möglich, diese Schwachstellen gut zu durchbluten und damit den »Kurzschluss« im Gehirn zu vermeiden.

Leber-Gallenblase-Nieren und Bauchspeicheldrüse sind an dieser Problematik entscheidend beteiligt und sollten nicht durch Medikamente zusätzlich belastet werden. Ausserdem ist wie immer die Ausscheidung von äusserster Wichtigkeit, damit der Körper problemlos arbeiten kann.

Die Anthroposophen glauben, solche Menschen hätten ihren Körper nicht ganz »beseelt«. Sie stärken Leber und Nieren mit homöopathischen Mitteln, um den Körper bewusster zu machen. Auch in der Akupunktur lässt sich ähnliches Wissen erkennen.

Ein junger Mann bekam diese Diagnose mit der entsprechenden Dosis von Medikamenten. Er nahm keine Tablette, sondern kam zur Behandlung bis zur nächsten Kontrolle beim Arzt. Die Gehirnströme waren danach völlig normal und der Arzt sehr beglückt über den Erfolg der Medikamentierung. Der junge Mann getraute sich nie zu bekennen, wie er zu diesem Resultat kam!

Ein fast fünf Monate altes Kind wurde mir nach den ersten Anfällen gebracht, schon eingespielt auf seine Medikamente. Es liess sich am Fuss ein aussergewöhnlicher Nacken- und Beckenstau feststellen, wahrscheinlich schon von der Geburt herrührend. Nach der ersten Behandlung gingen Unmengen übelriechenden Stuhlgangs und Urins ab. Aber das Kind konnte endlich durchschlafen.

Die Eltern lernten die Behandlung selbst und kamen nur noch zu Zwischenkontrollen. Nach einem Jahr getrauten sie sich, die Medikamente langsam abzusetzen! Zwanzig Jahre später geht es der jungen Frau weiter sehr gut. Die Entwicklung seelisch, geistig und körperlich ist aussergewöhnlich gut! Sicher aber heisst es auch hier, immer wachsam zu bleiben.

Erkältungen

Erkältungen haben oft auch mit »Frust« zu tun, sei es über unser Klima oder das Klima im Arbeits-, Schul- oder Familienbereich. Gerade Kinder brauchen zuweilen etwas Verwöhntwerden und ein Wegschieben der Pflichten. Umso schlimmer, wenn sie dann statt einer erzählten Geschichte ein Fieberzäpfchen bekommen und anstelle eines warmen Betts im Pyjama Filme ansehen. Natürlich ist es für berufstätige Mütter schwierig, daheim zu bleiben. Und es heisst auch, Schüler dürften nicht fehlen, weil sie sonst nicht mehr nachkommen.

Realität ist jedoch, dass auch nichtberufstätige Frauen, oft mit Unterstützung des Kinderarztes, nicht anders handeln. Die Kinder würden ja ohnehin nicht im Bett bleiben, heisst es. Sie würden sehr wohl, wenn sie mit dem Fieber die krankmachenden Keime verbrennen könnten. Dann sind sie nämlich müde und nicht von Medikamenten aufgeputscht.

Ausserdem hätten diese Mütter nachher wieder liebe Kinder und keine nervtötenden Quälgeister. Die Lern- und Konzentrationsfähigkeit würde bedeutend besser, entsprechend die Zufriedenheit von Kindern, Eltern und Lehrern, und vor allem wären sie einer nächsten Erkältung oder Schlimmerem durch eine verbesserte Eigenabwehr wirklich gewachsen. Das ist die beste Vorbeugung gegen Immunschwäche.

Für die Eltern ist die Arbeit am Fuss sehr hilfreich, um der eigenen Angst wirksam entgegenzutreten. Bei den ersten Anzeichen: homöopathische Mittel geben, ausserdem Wadenwickel gegen das Fieber.

Am Fuss sofort Nase, Ohren, Stirn-Kieferhöhlen, Mandeln, Lymphe, Nieren, Blase, Darm und Bauchspeicheldrüse, Milz und Sonnengeflecht entspannen und behandeln.

Der grosse Vorteil ist die klare Diagnose über die stärksten Schmerzpunkte, wo der Herd liegt. Das ist auch bei kleinsten Säuglingen möglich, wenn man genau beobachtet.

Möglicherweise steigt das Fieber zuerst kurz schneller, aber das dauert nicht lange und alles klingt ab, ohne nachteilige Folgen. Natürlich müsste bei länger andauerndem Fieber trotzdem der Arzt abklären, was zu tun ist. Aber bei den heutigen Mitteln für den Notfall ist dies eher zu verantworten als früher.

Meine damals 17-jährige Tochter lag in kurzer Zeit mit hohem Fieber im Bett, Verdacht auf beginnende Nierenbeckenentzündung. Drei kurze Behandlungen an einem Tag: Nieren, gute Kreuzbein-Beckenbehandlung mit Beckenbänderentspannung und Milzanregung brachten das Fieber in wenigen Stunden weg. Danach brauchte sie natürlich noch eine gute Erholung mit Bettruhe.

Fettsucht

Übertriebene Nahrungsaufnahme ist auf eine psychische Störung zurückzuführen. Die Seele hungert nach etwas, was sie nicht bekommen kann, und der Körper möchte das ausgleichen. Durch eine Ganzkörperbehandlung über die Reflexzonen (mit Betonung der Drüsen und des Nervensystems) können wir Energien freisetzen und Ausgeglichenheit bewirken. Über schmerzende Punkte an den Füssen erfahren wir, welche Organe eine intensivere Behandlung brauchen.

Eine fünfunddreissigjährige Frau mit dreissig Kilo Übergewicht kam zu mir, weil sie sich miserabel und niedergeschlagen fühlte. Sie litt an Herzbeschwerden und Gleichgewichtsstörungen und sie hatte Schwierigkeiten, sich selbst zu akzeptieren. Die ersten drei Behandlungen lösten eine starke Müdigkeit bei ihr aus. Die Ausscheidungen waren übelriechend. Nach kurzer Zeit aber ging es ihr merklich besser. Sie fasste neuen Mut und konsultierte eine Diätberaterin. In drei Monaten nahm sie fünfundzwanzig Kilo ab, und ihre körperlichen und seelischen Leiden waren wie weggeblasen.

Gallensteine

Die Entstehung von Gallensteinen kann man durch die Reflexzonenbehandlung verhindern. Die Ursachen dieser Erkrankung sind meist Stress, Ärger, Nervenanspannung und falsche Ernährung. Bei einer Therapie werden die Reflexzonen der Leber, der Gallenblase, Arme, Schultern, Oberschenkel, Hüfte, Eierstöcke, Magen, Sonnengeflecht und Bauchspeicheldrüse behandelt. Der Atem wird aktiviert und ins Becken gelenkt. Auch die Darmtätigkeit muss angeregt werden. Die Energien auf dem Gallen-Meridian werden zum Fliessen gebracht.

Bei der Behandlung von Gallenkranken habe ich die Erfahrung gemacht, dass die Patienten ausgeglichener werden und nach einigen Massagen nicht mehr so aggressiv sind. Auch das führt zur Entlastung bei körperlichen Beschwerden.

Wenn die Gallensteine – auch Nierensteine – nicht zu gross sind, können sie über die Schmerzstellen am Fuss minutiös abtransportiert werden: Gallensteine in den Zwölffingerdarm, Nierensteine in die Blase und hinaus.

Geopathische Störungen

Derartige Störungen können eine Ursache sein, wenn wir langfristig über die Füsse nicht zu einem besseren oder sogar guten Allgemeinzustand kommen. Negative Kräfte der Erde können uns vor allem nachts stören, so dass wir nicht oder zu tief schlafen. Solche Kräfte lösen alle möglichen Arten von Beschwerden aus und sind nicht zuletzt krebsfördernd, wenn andere, zum Beispiel seelische Ursachen, dazu kommen.

Am besten ist es in solchen Fällen, den Schlaf- und Arbeitsplatz auszupendeln und entsprechend zu möblieren. Es gibt auch besonders gute Standplätze für die Orte, an denen wir uns aufhalten, dort fühlen wir uns viel besser. Das heisst: spüren lernen!

Grippe

Grippekranke sollte man nur über die Reflexzonen behandeln, wenn sie schon vorher in Behandlung waren. Es ist möglich, dass bei der Therapie verdrängte alte Probleme wieder ans Tageslicht kommen, die zusätzlich Leiden verursachen können.

Bei Grippepatienten müssen die Ausscheidungsorgane aktiviert werden. Ansonsten erreicht man am meisten, wenn man den ganzen Körper behandelt.

In meiner Praxis habe ich viele Grippekranke in kürzester Zeit von ihren Beschwerden befreit. Anschliessende Bettruhe ist empfehlenswert, damit sich der Körper von den Anstrengungen erholen kann. Allerdings darf keine Angst vor Ansteckung da sein, sonst Finger davon lassen!

Haarausfall

Der Haarausfall hat meiner Erfahrung nach wahrscheinlich besonders mit den Hormondrüsen zu tun und benötigt eine Stoffwechselanregung sowie eine bessere Durchblutung des Kopfes über die Nackenentspannung. Der Mineralstoffwechsel wird von der Nebenschilddrüse gesteuert und verlangt gezielte Arbeit im Halswirbelbereich. Auch Leber und Darm sollten gut funktionieren, ebenso wie Niere und Blase.

Hirse und Silicea können die benötigten Nährstoffe ergänzen. Auch direkte Kopfmassagen sind sehr hilfreich mit stärkenden, möglichst natürlichen Essenzen wie zum Beispiel Birkenblut oder Brennnesselextrakt, welche wiederum Leber und Niere stärken. Kein Heilungsversprechen.

Hände, kalt und eingeschlafen

Solche Hände brauchen Entspannung von den Halswirbeln her, sowohl direkt als auch vom Fuss, über den Schulterbereich, Ober- und Unterarm zu den Händen im Beckenraum. Die Aussenhand ist in der Beckenbodenzone am Fersenrand erreichbar, die Innenhand am inneren Rand.

Auch das Sonnengeflecht spielt vermutlich eine wichtige Rolle. Die Finger sind einzeln zu durchbluten: Der Daumen beim obersten Halswirbel, der kleine Finger beim untersten Halswirbel, alle anderen dazwischen. Das kann helfen, wenn sie eingeschlafen sind oder schnellen (bizzeln)!

Umgekehrt können auch alle Finger über die Meridiane in Schwung gebracht werden. Das wirkt sehr belebend und ausgleichend.

Die Frage steht dahinter, ob wir unsere Wärme/Liebe aus irgendwelchen Gründen blockieren, also die Gefühle nicht frei fliessen lassen können. Arme und Hände sind vom Herzbereich getragen.

Nervöse Herzbeschwerden und Rhythmusstörungen

Solche Anomalien werden oft vom Arzt mit dem Hinweis beruhigend behandelt, das Herz sei in Ordnung. Über die Füsse ist es möglich, auch gefühlsmässig Ordnung zu schaffen und damit die Angst aufzulösen.

Das Herz ist sehr oft von Halswirbel- und Schulterverspannungen her wie in einer Umklammerung. Es lässt sich über direkt entspannende Massage im Schulterraum mit Atembetonung entlasten.

Vom Fuss her ist gezielteres Lösen der Halswirbelsäule und des ganzen Brustraumes möglich. Auch die Normalisierung des Zwerchfells und der Magen- und Sonnengeflechtszone sind auf diese Art anzugehen.

Die Leber-Gallenblase und Nierenzone muss mit entsprechender Reinigung von Darm und Blase ausgeglichen werden.

Nach der Akupunkturlehre ist die Leber der Vater, das Herz die Mutter und die Nieren gelten als Kinder in enger Gemeinschaft. Nach meiner Erfahrung ist dies eine Tatsache. Ich arbeite mit dieser Zone als »Familienpunkt«, Mitte Fussballen, sehr entspannend und ausgleichend, besonders gut fühlbar bei gleichzeitigem Druck an beiden Füssen.

Wichtig ist allerdings, einen eventuellen Beckenstau über die Prostata oder den verspannten Beckenboden zu lösen, der oft den Druck in Brustbereich bewirkt. Die entsprechenden Angstgefühle verursachen einen negativen Spannungszustand.

An den Füssen gilt es besonders im Beckenraum zu arbeiten, was auch warme Hände bewirkt und damit Ausgleich schafft. Dies ist vor allem nötig, wenn die Arbeit deutlicheres Herzklopfen auslöst, was doch auf ein geschwächtes, zu wenig durchblutetes Herz hinweist.

Hier ist dann eine Bauchatmung durch die Hände des Behandelten auf dem unteren Bauchraum anzustreben. Eventuell die Beine ausstreichen, um die Ängste zu lösen. Dann nochmals unterste Halswirbel und obere Brustwirbel sanft, aber bestimmt bearbeiten, und das Herzklopfen ausgleichen, bis der Druck nachlässt.

Die kleinen Finger beidseits helfen, den Herz-Meridian zu kräftigen. Die Mittelfinger stärken den Kreislauf, das wirkt wunderbar zusammen. Vor allem ergibt diese Arbeit ein sehr befreiendes Gefühl und ein wohlig durchblutetes Herz und somit auch keine Störungen mehr.

Sollte das zu starke Herzklopfen nicht nachlassen, muss ein Herzspezialist aufgesucht werden.

Heuschnupfen

Der Heuschnupfen ist über die Ganzheitsbehandlung erstaunlich gut lösbar. Alle Allergien haben damit zu tun, dass der Körper die Grenzen seiner Tragfähigkeit erreicht hat. Das heisst, er muss gereinigt werden, um den neuen Anforderungen, den Pollen zum Beispiel, gewachsen zu sein. Meist gehen einer solchen Allergie verhockte Katarrhe voraus, welche den ganzen Körper belasten. Oft sind es Menschen, die nicht durch die Nase atmen.

Am Fuss werden vor allem die Lymphe und Mandeln (oder auch Narben) an den Zehengrundgelenken besonders angeregt, dazu Nieren, Blase und Beckenbänder.

Das Durchlässigmachen um die Knie ist wichtig, um die Meridiane in Schwung zu bringen und damit den Druck auf der Brust aufzulösen. Selbstverständlich sind Nase, Stirn- und Kieferhöhlen an allen Zehen durchgängig zu machen, und man muss lernen, auf den Atem durch die Nase zu achten, damit alle Nebenhöhlen frei werden.

Prednison hemmt ausgerechnet die freie Anregung der Nebenniere und führt dadurch zu Gewichtszunahme. Solche Menschen werden wie ein Schwamm, der auch alles andere Negative aufsaugt. Oft beginnen solche Probleme mit Impfungen.

Hüftgelenk

Das Hüftgelenk ist stark von der Kreuzbeingegend abhängig. Ausserdem ist oft der Gallen-Meridian für die Schmerzen verantwortlich. Beinlängen vergleichen! Das scheinbar zu lange Bein ist oft der Grund für eine spätere Operation (Beckenschiefstand)!

Am Fuss gilt es, den äusseren Knöchel sowie die ganze äussere Fussseite durchzuarbeiten. Gute Verdauung ist Voraussetzung für eine Besserung ebenso wie die Wasserausscheidung, welche durch dunklere Farbe beweist, dass sich der Körper entgiftet.

Wesentlich an Hüftproblemen beteiligt sind die Knie. Sie bedeuten einen Engpass für das Fliessen sämtlicher Meridiane. Eine Hilfe ist am Knie selbst zu erreichen, indem wir durch Druck an der Innen- und Aussenseite die »Tore« zum Körper hin öffnen. Darüber hinaus hilft es oft, an der Mitte des Oberschenkels auf der Aussenseite den Gallenblasen-Meridian durch Druck in Bewegung zu bringen.

Ein völlig abgenütztes Hüftgelenk ist natürlich nicht voll regenerierbar. Jedoch ist eine Erleichterung auf jeden Fall möglich, und zwar bis in den Schulterraum. Oft kann man auch Ohrensausen, Schwerhörigkeit und Migräne damit verbessern, weil diese Schwierigkeiten miteinander in Verbindung stehen.

Ischias

Ischiasbeschwerden können von einem Rückenschaden herrühren, sie werden jedoch oft durch mangelndes Wasserlösen, z. B. bei Bisenlage (kalte Winde), ausgelöst. Kälte erzeugt Spannungen, und über diese Nuance der Unbeweglichkeit entsteht oft beinahe unerträglicher Schmerz.

Über die ganze Wirbelsäule wird der grösste Schmerzpunkt eruiert. Er liegt oft in der Mitte der Halswirbelsäule, der Brustwirbelsäule oberhalb der Bauchspeicheldrüse sowie im Lendenwirbel-Kreuzbein. Das Ileosakralgelenk unterhalb des inneren Knöchels am Fuss bringt meist viel Entspannung. Im Weiteren ist die ganze äussere

Fussseite, im Besonderen Knie-Oberschenkel-Hüfte freizumachen. Auch die Öffnung der Knie-Meridianpunkte ist von grosser Wichtigkeit.

Es ist von ausschlaggebender Bedeutung, genügend lange auf den Schmerzpunkten zu verweilen, um eine gute Durchblutung der betroffenen Stellen zu erreichen und dadurch die Muskelverspannungen zu lösen. Trotzdem nicht zu lange Schmerz auslösen, um keine neuen Spannungen aufzubauen, es sollte ein »Weh-Wohl« entstehen. Selbstverständlich sind alle ausscheidenden Organe wie Leber, Gallenblase, Niere, Blase und Darm von grosser Wichtigkeit.

Es gab schon verschiedentlich Fälle von monatelangen Schmerzen bis zum Spitalaufenthalt ohne Besserung, die über die Füsse nach wenigen Behandlungen gelöst wurden.

Es muss vielleicht drei Tage nacheinander gearbeitet werden, um die Muskeln wieder in die entspannte normale Lage zu bringen.

Anfänglich ist Wärme nützlich. Wenn es aber zur Entzündung kommt, braucht es Kälte, um Erleichterung zu erreichen.

Nieren-Blasentee, eventuell auch gallenanregende Mischungen, helfen weiter. Treten solche Beschwerden immer wieder auf, sind die Beinlängen zu prüfen. Womöglich ist ein Beckenschiefstand die Ursache. Ein Chiropraktiker hilft hier oder Dorn-Therapie.

Nachfühlen, wie wir stehen. Ist immer ein Bein gebeugt (das längere)?

Kinderlosigkeit

Es leben schon einige Kinder auf dieser Welt, die nach einigen, sogar einmal nur einer einzigen Behandlung an den Füssen empfangen wurden.

Überall, wo mangelnde Entspannung mitschuldig ist, hilft die Reflexzonenmassage. Zusätzlich ordnet sie über Hypophyse und Schilddrüse die Hormonsituation, was die Menstruation verändern kann. Also auch aufgepasst, falls kein Kind mehr gewünscht wird!

Sehr wichtig und medizinisch unterschätzt ist die Reinigung sämtlicher Unterleibsorgane. Vor allem Eierstöcke und Eileiter sind oft von jahrelangen latenten Entzündungen mit entsprechendem Weissfluss verklebt und gefährdet. Sie werden nach einigen Reflexzonenbehandlungen durch scharfen, unangenehmen Ausfluss befreit, wodurch sich die gesamte Verfassung der Frau sehr positiv verändert. Müdigkeit, Kopfschmerzen und Depressionen verschwinden dabei. Es kommt vor, dass eine massive Blutung alte verhockte Blutgerinnsel aus dem Körper schafft und die Bahn frei wird für neues, gesundes Leben. Dabei muss auch die »Pille« erwähnt werden, die einige dieser Schwierigkeiten verursacht. Die bekannten Gefahren von Thrombosen, Embolien, hohem Blutdruck bis zum Krebs möchte ich nur erwähnen, da sie doch einigermassen berücksichtigt werden sollten.

Was mich beunruhigt, sind die verkappten Depressionen, die oft dahinterstehen und viel zu wenig in Zusammenhang gebracht werden. Erst bei gezielten Fragen taucht die Erkenntnis auf, dass genau seit der Pilleneinnahme die Probleme aufgetaucht sind.

Dies ist fatal, weil sich die jungen Frauen, »die ja alles haben«, oft selbst Vorwürfe machen, dass sie nicht zufrieden sind. Besonders gefährlich wird die Situation, wenn Antidepressiva in irgendeiner Form dazukommen. Manche Familiengeschichte hat darum katastrophal geendet.

Am Fuss Nackenpartien, Hypophyse gut entspannen. Im Weiteren Kreuzbein, Unterleibsorgane sowie alle Drüsen behandeln. Sonnengeflecht in Entspannung und besonders den Gallenblasen-Meridian über die zweitkleinste Zehe – Gallenpunkt – links Bauchspeicheldrüse, Knie – Oberschenkel gut in Fluss bringen. Offenbar ist dieser Meridian eng mit den Fortpflanzungsorganen verquickt.

Die Hände auf den Unterbauch zu legen hilft, ein warmes Nestchen bauen für die kleine Seele, die sich zum Kommen entschliesst. Sie spürt, wenn die innere Ruhe und Hoffnung vertrauensvoll und demütig Bereitschaft zeigt.

Sollte trotzdem keine Empfängnis erfolgen, so glaube ich, dass die wichtigste Frage lautet: Was kann und soll ich Positives aus einem Leben ohne Kind machen? Bin ich so kinderlieb, dass ein elternloses Kind bei mir eine Heimat finden kann, oder gibt es berufliche Erfüllung? Das Schicksal spielt nicht mit uns, es leitet!

Knieschmerzen

Alle Gelenke haben mit unseren verletzten Gefühlen zu tun. Der Volksmund sagt es deutlich: »Es ist mir in die Knie gefahren!« Ausserdem sind Knieprobleme sehr von unserer Haltung abhängig.

Haltung ist auch unsere Art, im Leben zu stehen. Ob steif oder aufrecht, gekrümmt, zusammengedrückt; unsere Knie fangen alles auf. Kein Wunder, dass sie blockieren und damit auch positive Kräfte festhalten, die wir für unseren Alltag benötigen.

Wenn wir bei einer guten Fussbehandlung die Bahnen der Meridiane über die Knie hinweg in Bewegung bringen, ist das sehr gut im ganzen Körper fühlbar und kann unsere Müdigkeit und Apathie mit einem Schlag verscheuchen.

Auch die Kniezone an der Aussenseite des Fusses am Mittelfussknochen gehört zum speziellen Behandlungsablauf mit der Verbindung über Oberschenkel, Hüfte, Kreuzbein und Wirbelsäule. Beckenbänder, Blase, Harnwege und Nieren sind massgeblich beteiligt, besonders wenn sich Wasser ansammelt.

Die sogenannten Wachstumsstörungen der Kinder gehören in diese Problematik und müssen sehr ernst genommen werden, um keinen Schaden fürs Leben zu programmieren. Er kann sich in rheumatischen Formen äussern oder auch zu kaum korrigierbaren Gewichtsproblemen führen.

Kinder mit X-Beinen werden mit Sicherheit immer dicker, weil die Meridiane in ihrem Fluss gestört sind und darum die Drüsen nicht ausgeglichen arbeiten. Es müsste an der Fuss- und Beinstellung gearbeitet werden. Das betrifft vor allem die Bauchspeicheldrüse, Leber und Gallenblase, aber auch die Nieren, die Wasser im Gewebe zurückhalten.

Zum Trost essen solche Kinder immer mehr, besonders Süssigkeiten, was die Situation nur noch verschlimmert.

Zusätzlich haben diese Organe einen starken Zusammenhang mit den Augen, so dass es nicht verwundert, wenn viele dieser jungen Menschen auch noch dicke Brillengläser tragen müssen, was ihr Aussehen nicht verbessert.

Es gilt neben der Arbeit am Fuss auch an der Haltung zu arbeiten.

Die Fussstellung, eventuell mit Einlagen, ist bewusster zu machen, die Füsse dürfen nicht nach innen gedreht werden. Solche Kinder brauchen liebevolle Strenge. Sie werden oft äusserlich verwöhnt und letztlich doch vernachlässigt, nicht zuletzt in Bezug auf Essgewohnheiten. Es muss radikal auf Vollwertnahrung und Rohkost, ohne Süssigkeiten, umgestellt werden. Meist wäre dies für die ganze Familie ratsam.

O-Beine werden wohl erst im Alter problematisch über Gelenkabnützungen. Solche Menschen bleiben schlank.

Kopfschmerzen

Kopfschmerzen sind ernst zu nehmen, denn sie haben immer eine Ursache, wobei das Wetter nur der letzte Auslöser ist.

Die erste Frage bei Kopfweh ist stets die nach der exakten schmerzenden Stelle. Je nachdem, um welchen Punkt es sich handelt, ist die Verbindung zum schwach arbeitenden Organ aufgedeckt.

Die entsprechende Stelle ist am Grosszeh anzugehen, und vom »kleinen Menschen« her, auf den Grosszeh bezogen, wird dann schon die Organzugehörigkeit ersichtlich.

Eine der häufigsten Schmerzstellen zeigt sich vom Nacken, ausgehend über die *Augenbrauen und den Nasenansatz.*

Das weist auf einen blockierten Blasen-Meridian hin, und oft ist gleichzeitig der ganze Rücken steif mit Kreuzschmerzen. Man massiert mit Vorteil zuerst den Nacken, am Fuss werden die Beckenbänder beidseits sediert, was das Ileosakralgelenk betont. Das kann schon merkliche Besserung über die Blasenentleerung bringen. Halswirbelsäulenarbeit und Nackengriff bewirken eine Vertiefung des Atems. Die Wirbelsäule gut bis in die Muskeln hinein lösen. Die Vorstellung, dass wir mit einem Druck von 1,5 bis 2 Zentimetern in der Fussinnenkante die Muskeln am Rücken von der Wirbelsäule her handbreit entspannen, soll uns sehr gegenwärtig sein. In diesen Breiten verläuft ja der Blasen-Meridian, rechts und links von der Wirbelsäule. Er endet an der Nasenwurzel, daher die Verbindung zum Stirnkopfschmerz.

Selbstverständlich sind Nieren-Harnweg und Blase gründlich vom Fuss her zu reinigen. Eventuell muss auch mehr getrunken werden, um die Rückstände gut wegzuschaffen.

Stirnkopfweh hat mit Spannungen und Ängsten zu tun. Bei jeder Art von Schmerzen ist es immer gut, auch das Sonnengeflecht zu sedieren, also beidseits der Füsse ruhigen Druck auf die Magengegend auszuüben, bis der Atem gut fliesst.

Schläfenkopfweh meldet sich meist sehr heftig als Migräne, häufig abwechslungsweise rechts und links. Es ist verursacht von einer Leber – Galle – Magenausgangsverspannung oder Bauchspeicheldrüse – Milz –Mageneingangsverspannung. Alle diese Stellen am Fuss beruhigend pressen, bis der Schmerz am Fuss und dann auch am Kopf nachlässt.

Den Magen-Meridian am Mittelzeh gut in Schwingung bringen. Er reicht bis zur Schläfe und endet ebenfalls unterhalb der Augen.

Der Gallen-Meridian am zweitkleinsten Zeh ist ebenfalls beteiligt. Er beeinflusst den Kopf rechts und links des Blasen-Meridians und rund um die Ohren. Diese Meridiane sind auch untereinander in Verbindung und brauchen gegenseitig die möglichst ausgeglichenen Kräfte.

Der Nackengriff am Grosszeh rundet positiv ab, besonders wenn auch die »Knie-Tore« durch den Druck geöffnet wurden.

Migräne hat mit unseren falschen Essgewohnheiten (Kaffee, Schokolade etc.), mit Unterleibsproblemen, Ärger und Stress zu tun. Sie tritt auch häufig im Rahmen des weiblichen Zyklus' auf und weist damit auf hormonelle Schwierigkeiten hin. Zuweilen ist sie eine unbewusste Möglichkeit, sich Anforderungen jeglicher Art zu entziehen. Schmerzen im ganzen Kopf können von der Halswirbelsäule oder Wirbelsäule herrühren, z.B. nach Schleudertraumata.

Oft liegen die Ursachen bei den Unterleibsorganen, sei es im Darm oder bei Zysten und Myomen. Die am meisten schmerzende Stelle am Fuss zeigt an, wo der Herd liegt. Beckenzonen und Darm sind intensiv durchzuarbeiten. Steissbein betonen, den Über- oder Unterdruck im Kopf damit ausgleichen. Die Hände sollten warm werden. Eventuell die Füsse kalt abspritzen oder auch ein warmes Fussbad machen, jeder Mensch seiner Natur und Vorliebe entsprechend.

Wenn die Kopfschmerzen nicht aufhören, ist der Arzt zur Abklärung der Ursache zu konsultieren.

Schmerzmittel schlucken ist gleichbedeutend mit dem Herausschrauben der Sicherung, wenn ein rotes Warnlämpchen aufleuchtet. Die Folgen haben wir später mit Leber- und Nierenschäden bis hin zu Krebserkrankungen zu tragen.

Bei allen Schmerzen sollten wir uns letztlich immer wieder selbstkritisch folgende Fragen stellen: »Was mache ich falsch im Alltag?«

1. Essen wir falsch?
2. Arbeiten wir zu viel?
3. Lassen wir uns hetzen, nicht zuletzt von uns selbst?
4. Tragen wir zu einseitig oder zuviel?
5. Lassen wir den Kopf zu sehr nach vorne ziehen und verspannen damit den Nacken?
6. Haben wir die Augen überfordert? Oder tragen wir eine falsche Brille?
7. Halten wir unsere Urinausscheidung zurück, sei es durch die Arbeitssituation oder aus Bequemlichkeit? Kinder nehmen sich oft keine Zeit vor lauter Spielen!
8. Ist unsere Verdauung in Ordnung?
9. Haben wir unverdaute seelische Probleme?
10. Nehmen wir uns zu wenig »Zeit der Stille«?

Eine Frau von etwa 35 Jahren erschien bei mir, verzweifelt über tägliche, krasse Kopfschmerzen über Monate hinweg. Schmerzmittel brachten keine Linderung. Sie sollte zum Psychiater, was sie dann aus Empörung zu mir führte.

Der Fussbefund ergab eine massive Kiefer- und Stirnhöhlenvereiterung mit entsprechendem Nieren-Blasenstau und geschwollener Milzzone. Bereits nach drei Behandlungen trat eine merkliche Besserung ein. Die Ausscheidungen wurden massiv übelriechend. Die Müdigkeit war immer noch gross. Die Frau hatte wochenlang ihre Alltagsarbeit mit drei kleinen Kindern und einer Abwartstelle nur stundenweise ertragen, so schlecht fühlte sie sich.

Nach acht bis zehn Behandlungen traten kaum noch Kopfschmerzen auf, doch floss noch monatelang ein eitriger Schleim im Hals hinten hinunter und löste am Morgen Husten mit Auswurf aus. Dennoch gewann die noch junge Frau wieder ihre ganze Arbeitslust und die nötige Kraft dazu zurück. Sie nahm gezielt ab und sah sehr viel besser aus. Die ganze Familie lebte auf, denn eine Mutter muss gesund, froh und geduldig sein, damit die Familie gedeihen kann. Wie oft würde die Fuss-Arbeit und damit Ganzheitsbehandlungen einen Psychiater mindestens positiv ergänzen!

Krampfadern

Der Rückfluss des Venenblutes ist über Knie – Oberschenkel – Hüfte – Kreuzbein gestört. Also heisst es, die Wirbelsäule vor allem im Beckenbereich und Lendenwirbel gut zu lockern. Auch an den Knien sanftes Öffnen der Meridiane.

Vorsicht jedoch bei den Adern, wenig Druck geben, mehr streichen, um einen guten Fluss zu erreichen. Auch an den Füssen sehr vorsichtig arbeiten, wenn die Krampfadern sichtbar sind.

Sogenannte innere Krampfadern, die Schmerzen bereiten, sind meistens Meridiane, die zu wenig Schwung haben. Entsprechend ist es für den ganzen Menschen wichtig, dies nicht auf sich beruhen zu lassen.

Auch Leber – Gallenblase – Milz und Bauchspeicheldrüse müssen angeregt werden, um die Blutqualität zu verbessern, also sozusagen auf natürlichem Weg das Blut zu verdünnen. Krampfadern lassen sich nicht einfach wegwischen, aber mit Behandlung lässt es sich viel besser damit leben.

Lernschwierigkeiten

Konzentrationsschwächen bei Kindern werden am besten mit einer Ganzkörperbehandlung über die Reflexzonen beseitigt. Oft sind diese Kinder ängstlich und niedergeschlagen, weil sie selten Erfolgserlebnisse haben. Man (hier vor allem die Eltern) muss mit einem solchen Kind besonders rücksichtsvoll und aufmerksam umgehen, um es nicht zu verletzen oder die Ängste zu verstärken. Auf keinen Fall jedoch darf man Kinder mit Süssigkeiten verwöhnen – sie belasten den Organismus mehr, als man gemeinhin denkt.

Die Füsse verraten, ob die Antriebsschwäche eine körperliche Ursache hat, die man dann behandeln kann.

Ausnahmslos alle Kinder, die bei mir in Behandlung waren, hatten schon nach drei bis vier Behandlungen keine Schwierigkeiten mehr, sich im Unterricht zu konzentrieren. Sie wurden leistungsfähiger und hatten sowohl in der Schule als auch in der Familie positive Erlebnisse, die sie noch mehr motivierten.

Magenbeschwerden

Wie viel liegt uns auf dem Magen! Wir arbeiten mit ruhigem Druck an beiden Füssen gleichzeitig auf der Magenzone und dem Sonnengeflecht. Besondere Betonung verlangen Ein- und Ausgangsmuskeln, Standort eventueller Geschwüre. Dort sitzen die hauptsächlichen Verspannungen schon beim Baby, das seine Nahrung nicht behalten kann, oder beim Kleinkind, das schlecht isst, ebenso bei saurem Aufstossen oder dem Schluckauf.

Leber – Gallenblase und der Zugang in den Zwölffingerdarm gehören ebenfalls in den Problemkreis, ebenso wie Bauchspeicheldrüse und Darm bis zum Ausgang an der Innenseite der Knöchel, wo auch die Hämorrhoiden sitzen.

Die Augen sind immer in Schwierigkeiten, wenn die Magenzone belastet ist.

Der Magen kann Kopfschmerzen und vor allem eine negative Sicht auf die ganze Umwelt auslösen. Das drückt sich in herabgezogenen Mundwinkeln aus, und die Frage stellt sich: Was war zuerst? Um so wichtiger ist es, über die Füsse zu ordnen, damit zu klarerem und positiverem Denken anzuregen und auch die Eigenkraft dazu aufzudecken.

Liegend am Rücken ist direkt beim untersten Rippenbogen rechts und links das »Tor der Geistseele« (Blasenmeridian) zu lösen. Das befreit und gibt Weite nach dem ersten Schmerz.

Ebenso wichtig sind die gelösten und geweiteten Schulterblätter, damit dort kein Stau entsteht.

Alle diese Punkte haben auch mit quälenden Kopfschmerzen in den Schläfen sowie mit Augenbeschwerden zu tun.

Eine fünfzigjährige Frau bat mich um Hilfe, weil sie seit Jahren starkes Sodbrennen hatte, das trotz vieler Medikamente immer schlimmer wurde. Der Fussbefund ergab einen äusserst verspannten Magenausgang und einen gestauten Gallengang. Sie hatte vor Jahren eine Gelbsucht, und die Gifte befanden sich noch immer in ihrem Körper. Nach der ersten Behandlung hatte sie einen entsetzlichen Brechdurchfall, aber nach einer Woche war sie beschwerdefrei.

Menstruationsbeschwerden

Menstruationsbeschwerden haben mit der Ausgleichsarbeit aller Hormone zu tun. Der Nacken muss entspannt werden, damit die Hypophyse als »leitende Aufsicht« organisieren kann. Davon wird auch die Schilddrüse betroffen, die ebenfalls von einer gelassenen Kopfhaltung wie auch von einem ausgeglichenen Nervensystem abhängig ist.

Die Wirbelsäule sowie Kreuz- und Steissbein samt Beckenboden müssen am Fuss gut entspannt werden, was zu einer verbesserten Durchblutung der Unterleibsorgane verhilft. Die Eierstöcke sind sehr oft entzündet, das zeigt sich durch besonderen Schmerz an der Aussenseite der Knöchel. Innerhalb davon sind manchmal Zysten, Myome oder Narben von Operationen über Schmerzstellen fühlbar.

Der Gallenblasen-Meridian, der im Bauchraum seinen Gang auch über die Eierstöcke nimmt, ist oft stark mitbeteiligt, sowohl an Unregelmässigkeiten des Zyklus' wie auch an Schmerzen.

Mit dieser Behandlung werden zudem Rücken- und Kopfschmerzen gelöst. Wichtig sind dabei die Beckenbänder unter der Innenseite des Knöchels.

Hinter diesen Beschwerden liegen auch seelische Fragen, zum Beispiel ein fehlendes Ja sagen Können zum Frausein schon aus

Kindertagen, Eheprobleme, Angst vor Schwangerschaften oder Abneigung gegen die Pille.

Eine junge Frau litt so sehr unter ihren Monatsbeschwerden, dass sie sich jeweils mindestens einen Tag und eine Nacht in Krämpfen wand. Über die Fussarbeit erreichten wir Linderung in kurzer Zeit, aber keine gänzliche Besserung. Über spezielle Zeichnungen, die auch die Kindheitssituation aufdeckten, liess sich dann auch die restliche Verspannung angehen und damit generell eine positivere Lebensphase einleiten.

Müdigkeit

Die Müdigkeit ist eine gefährliche Zeiterscheinung, besonders bei jungen Frauen. Sie tötet Geduld, Freude und Unternehmungslust in den jungen Familien und kann der Beginn von ernsthaften Problemen sein. Oft setzt diese dauernde Müdigkeit nach Geburten ein und weist auf ein unharmonisches Drüsensystem hin. Dadurch werden die Ausscheidungsleistungen der verschiedenen Organe mangelhaft und die Restgifte im Körper führen zu Apathie und Lustlosigkeit jeder Art.

Es gilt also, gute Fussarbeit zu leisten und genügend zu trinken, um die Reinigung zu unterstützen. Besonders Beckenverspannungen sind zu lösen, ebenso Blockaden der Wirbelsäule und im Nackenbereich. Oft sind Meridiane an den Knien massiv geblockt und halten die positiven Kräfte schmerzhaft fest, die wir eigentlich im Körper für den Alltag benötigen. Sobald ein Mensch wieder Arbeit und Freizeit plant und die Kräfte ausreichen, auch zusätzliche Freuden zu schenken, ist er wirklich gesund.

Einmal rief mich eine Frau nach einer einzigen Behandlung an und sagte den nächsten Termin ab. Sie habe den ganzen Hausputz, seit zwei Jahren hinausgeschoben, nun erledigt. Tausend Dank, ade!

Multiple Sklerose

Sie ist bei frühem Erfassen nach meinen Erfahrungen mit Patienten sehr wohl aufzuhalten. Die Behandlung bedingt sehr gute Fussarbeit in der Halswirbel- und Wirbelsäulenzone mit ausführlicher Muskelentspannung des Schulter-, Arm- und Rückenbereiches. Der ganze Stoffwechsel muss über alle Ausscheidungsorgane immer neu angeregt werden, um keine Eigenvergiftung aufkommen zu lassen. Sehr gute Arbeit muss auch in den Beckenzonen geleistet werden.

MS-Patienten stehen über Jahre hinweg immer unter starkem Druck. Das »staucht« sie zusammen und drosselt alle Funktionen des Körpers. Über die Reinigung des Körpers wird auch die Seele freier und leichter. Es wächst das Selbstvertrauen, seine Probleme zu lösen. Dann besteht die Chance der Regeneration.

Sehr wichtig wird zusätzlich die Ernährung aus Roh- und Vollwertkost mit möglichst wenig Reizstoffen und denaturierten Nahrungsmitteln. Produkte aus biologischem Anbau sind dabei besonders wertvoll.

Mit Dankbarkeit kann ich bezeugen, dass ich einige Frauen behandelt habe, die dann jahrelang keinen Schub mehr hatten, sondern im Gegenteil aufgeblüht sind. Es gilt jedoch, immer an der Arbeit zu bleiben.

Ein anderes Mal konnte ich kaum etwas verändern; der Behandlungserfolg ist also stark abhängig vom seelischen Aufschwung, den ein Mensch nehmen kann.

Nur in Absprache mit dem Arzt behandeln, ausser im Anfangsstadium. Manchmal sind es auch Fehldiagnosen.

Nackenschmerzen

Es ist von grossem Vorteil, den Nacken auch direkt zur Schädelbasis hin zu massieren, Schulterpunkte auf den Meridianlinien durch Akupressur zu durchbluten.

Nacken und Hals haben mit unseren Beinen zu tun und sind somit stark von der Haltung des ganzen Körpers abhängig. Die Schädelbasis hat als Gegenpol mit den unteren Halswirbeln und dem Bekken Verbindung. Das heisst, Nacken und Schulterprobleme lassen sich nur lösen, wenn wir auch im Beckenbereich Ordnung schaffen.

Also am Fuss gut im Fersen- und Knöchelbereich arbeiten. Das ist ebenso wichtig für die Augen, sowohl von der Sehkraft her wie auch wegen Entzündungen der Bindehaut. Langjährige Nackenverspannungen beeinflussen die Schilddrüsenarbeit. Damit ist die Stoffwechselarbeit gestört und der Körper bietet eine Angriffsfläche für negative Viren. Viele schwere, unerklärliche Krankheitsbilder beginnen mit diesen Beschwerden, z.B. Parkinson. Unregelmässigkeiten in der Halswirbelsäule können die Ursache dieser Beschwerden sein.

Nervosität

Nervosität ist nicht nur vom psychischen Zustand und der Umwelt abhängig. Der ganze Körper braucht eine Behandlung, die Energien müssen ausgeglichen und »in die richtigen Bahnen gelenkt« werden. (Es kann auch ein Mineralstoffmangel vorliegen.)

Oft heisst es, ähnlich wie bei Migräne: »Das ist vererbt, ich war schon ein nervöses Baby.« Sicherlich bringt jeder Mensch seine Anlagen mit und diese werden durch die Familie oft verstärkt. Aber wenn der Ausdruck »vererbt« fällt, wird jede Änderung verunmöglicht! Ich strebe wenigstens eine Besserung an!

Der ganze Fuss bzw. Mensch braucht Behandlung. Sehr sorgfältig ist die ganze Wirbelsäulenarbeit zu leisten, besonders im Gebiet der Schilddrüse und des Nackens, also untere Halswirbel und Durchgang zur Schädelbasis. Im Weiteren das Magengebiet – Sonnengeflecht. Aber auch die Leber – Gallenblase mit dem Meridian vom zweitkleinsten Zeh aus ist in Fluss zu bringen.

Gestaute Gallenenergie kann sehr nervös machen. Sie kann aber auch Mut und Kraft geben, wenn die Galle fliessen kann. Die Schilddrüse ist sowohl abhängig von der Spannung des Hals- und Nackenraumes wie auch vom Magen und Sonnengeflecht her. Der Name Schilddrüse weist vielleicht darauf hin, dass sie Emotionen, die vom

Sonnengeflecht bis zum Hals steigen, abfängt, damit das Gehirn nicht unkonzentriert überflutet wird, wir also nicht »durchdrehen«.

Eine sechzigjährige Frau hatte seit ihrer Kindheit nervöse Darmbeschwerden und etliche Operationen (sogar einen Darmverschluss) hinter sich. Nach sechs Behandlungen waren ihre Beschwerden deutlich, wenn auch nicht ganz zurückgegangen.

Nierenbeschwerden

Nierenprobleme verlaufen oft sehr versteckt über lange Jahre. Die schwache Niere löst Rücken- und Kopfweh aus. Sie bewirkt Rheuma in den Gelenken und Muskeln und verursacht Depressionen und Müdigkeit, Erkältungen, Herzbeschwerden, Diabetes etc.

Am Fuss sind die gestauten Harnwege und die aufgefüllte Blase deutlich erkennbar. Dies ist ein sehr verbreitetes Übel, das aus Spannungen und Ängsten, aber auch aus unserem Klima entsteht.

Solche Menschen erklären auf Befragen fröhlich, dass alles in Ordnung wäre, sie mindestens zweimal pro Tag Wasser lösen würden, und das schön hell und klar!

Wenn wir uns überlegen, was die Niere für eine immense Aufgabe der Reinigung des Blutes zu erfüllen hat, begreifen wir etwas besser, was die Naturheilkunde anstrebt. Möglichst reines Blut, einen möglichst durchlässigen Körper, wo jede Zelle mitmacht, und eine gute Durchblutung.

Das wiederum verlangt Ausscheidung der negativen Stoffe, also mindestens sechs bis acht gefärbte Blasenentleerungen, was den Körper nicht nur löst, sondern erlöst von den obengenannten Beschwerden.

Also Wirbelsäule, Sonnengeflecht, Bauchspeicheldrüse und Nieren – Harnweg – Blase und Beckenbänder bis hinein in den Beckenboden gut entspannen und durcharbeiten.

Fast jeder Mensch braucht diese lösende Hilfe, die besonders beruhigend über die Öffnung der Meridiane an der Innenseite der Knie erfolgt. Die beidseitigen Punkte der Beckenbänder wie auch der »Familienpunkt« an der Nebenniere, welche Leber – Herz und Nieren in Ausgleich bringen, können Wunder wirken. (Leber = Vater, Herz = Mutter, Nieren = Kinder in der Akupunktur). Zusätzlich den Nackengriff am Grosszeh. Diese Stellen weisen erneut darauf hin, wie sehr alles zusammengehört.

Oft setzt nach den ersten zwei bis drei Behandlungen eine grosse Müdigkeit ein, weil eben jede Zelle gereinigt werden muss. Dieser Müdigkeit soll auch nachgegeben werden. Genügend Flüssigkeitszufuhr ist wichtig, ein Nieren-Blasentee ist dabei eine grosse Hilfe. Am Nachmittag besonders viel und in Ruhe getrunken, hilft er dem Körper, die Spezialzeit der Blase und Niere nach der Organuhr auszunützen.

Darauf erfolgt sehr oft ein viel leichteres »helleres« Gefühl, besserer Blutdruck, Kraft, Mut und ein strahlendes Aussehen. Oft bessert sich die Sehkraft wesentlich, Rheumaschmerzen sind weg, Nackensteifheit verschwindet ebenso wie Kopfschmerzen.

Ohrenschmerzen

Ohrenschmerzen sind eine sehr schmerzhafte und gefährliche Angelegenheit, besonders wenn sie trotz massiver Antibiotikazufuhr immer wieder neu auftreten.

Am Fuss sind die gestauten Nieren, Harnweg und Blasenzonen auffallend. Dort können wir auch die Ursachen stoppen. Die Milz, das »Polizeiorgan« im Blut gegen Entzündungen, muss angeregt werden, um die Eigenabwehr zu stärken.

Es kommt vor, dass diese Zone erst gar nicht schmerzt, weil das Organ durch die Medikamente seine Aufgabe nicht mehr angeht. Durch anregenden Druck erwacht sie jedoch, denn der Körper versucht stets, sich zu ordnen, wenn wir nur ein wenig Hilfeleistung bieten.

Natürlich ist auch die Ohrenzone am Grosszeh und den zwei kleinsten Zehen gut durchzuarbeiten.

Besonders bei Kindern muss sich der Behandler sorgfältig einfühlen und darf erst nach einiger Zeit tiefer hineingehen.

In diesen Zonen kann auch der Ohrendruck bei Höhenunterschieden ausgeglichen werden. Dies ebenso zwischen den zwei kleinsten Fingern und an den Daumen beider Hände.

Ein 18 Monate altes Kind wurde wegen extremer Schlafstörungen seit mehr als einem Jahr und einer akuten Mittelohrentzündung zu mir gebracht. Nach einer Behandlung schlief das Kind zwölf Stunden durch und sein Urin war anderntags braun gefärbt, nicht nur gelb. Leider wohnte diese Familie so weit von meiner Praxis weg, dass nicht jeden Tag eine Behandlung erfolgen konnte, was in solchen Extremfällen über drei bis fünf Tage nötig wäre.

Entsprechend gab es daher Rückfälle. Die Zonen am Fuss zeigten deutlich, wie sehr das Kind in Schwierigkeiten steckte und dass es nicht nur einfach verwöhnt war! Auch die Ohrenzonen schmerzten sehr. In der Höhe der Brustwirbelsäule ergaben sich über das Schreien und dabei Zurückbeugen verhockte Staustellen in Nierenhöhe, »Tore der Geistseele«. Kreuz und Beckenraum blockierten zusätzlich, was dann auch zu den Schlafstörungen geführt hatte. Oft lösen ursprünglich geopathische Störfelder das Problem aus.

Nieren und Blase haben nach östlicher Lehre zudem mit Angst zu tun. Wir sagen ja auch bei Schrecken und Angst: »Das geht uns an die Nieren.« Kinder spüren viel mehr, als wir denken. Ein schreiendes Kind wird leicht weniger geliebt, und schon hat der negative Kreislauf begonnen. Solche Kinder brauchen Mütter, die selbst behandeln können, um sofort einzugreifen, denn eine solche Schwäche bleibt meist über längere Zeit bestehen, ehe sie aufgelöst werden kann.

Rheumatismus

Am Fuss ist die ganze Wirbelsäule von Spannungen zu befreien. Dadurch werden alle Organe bis zur letzten Zelle über die bessere Durchblutung zu guter Arbeit angeregt. Sobald Leber, Niere und Darm gute Arbeit leisten, fühlen wir uns beschwingter.

Die Schmerzen verschwinden nach einigen Behandlungen, und so ist es auch leichter, positive Gedanken zu entwickeln. Schmerz aber ist der Schrei des Gewebes nach Energiedurchflutung (Dr. Voll).

Natürlich sind alle Schmerzstellen besonders anzugehen. Knie und Hüften blockieren den Energiefluss. Wenn dort durch Druck geöffnet wird und somit die Meridiane in Fluss kommen, lösen sich auch die Schmerzen in Schultern und Armen. Die Halswirbelsäule muss dafür besonders gut gelöst werden.

Schmerzen in der rechten Schulter haben mit der Leber und Gallenblase zu tun, sie müssen also auch dort behandelt werden: in der Leberzone unterhalb des Schultergelenks. Ärger und verkappte Wut sind psychisch mitbeteiligt.

Links sind die Schmerzen mit der Bauchspeicheldrüse und Milz verquickt, also muss entsprechend in dieser Zone behandelt werden.

Psychischen Anteil an einer rheumatischen Erkrankung haben versteckte, oft langjährige verletzte Gefühle. Die Arbeit an Nieren, Blase und Beckenbändern sorgt für reineres Blut.

Auch die Meridiane an den Fingern können wichtig sein, besonders bei Gichtfingern.

Der Zeigefinger hat mit dem Dickdarm Verbindung. Sehr wichtig ist der Ringfinger, Dreifacher Erwärmer, der entspannenden Wärmeausgleich bringt und Starre lösen hilft. Viele Rheumakranke frösteln häufig. Der kleinste Finger hat mit Dünndarm und Herz zu tun. Er hilft also dabei, zu reinigen und weckt über die Herzkraft Lebensfreude, die für das Gesunden so wichtig ist.

Das sogenannte Muskelrheuma hat immer mit gestauten Meridianen zu tun.

Schilddrüse

Jeder kennt in schwierigen Situationen das Gefühl, dass Emotionen oft vom Magen her siedendheiss aufsteigen und dann einen Kloss im Hals ergeben oder das enge, abschnürende Gefühl, als läge ein Strick um den Hals. Auch eine Schilddrüsenerkrankung hat meistens seelische Ursachen. Es gilt, herauszufinden, was der Patient nicht »schlucken« kann. Wenn er selbst die Probleme erkannt hat, ist die Heilung eigentlich schon eingeleitet. Über die Reflexzonen können wir Stauungen durchlässig machen und die Energien aktivieren.

Schilddrüsenbeschwerden haben manchmal Unregelmässigkeiten am Herzen zur Folge.

Am meisten kann man durch eine Ganzkörperbehandlung am Fuss erreichen. Natürlich müssen der Nackenbereich und die Ausscheidungsorgane besonders behandelt werden. Zu hoher Augendruck, der zum Teil über die Schilddrüse gesteuert wird, kann über den Magen- und den Nieren-Meridian ausgeglichen werden.

Eine 21-jährige Frau bat mich einmal um eine Behandlung. Sie hatte nervöse Herzbeschwerden, und da die Medikamente, die ihr der Arzt verordnet hatte, keine Besserung brachten, sollte sie einen Psychiater konsultieren. Das aber wollte die Patientin nicht. Ihre Füsse verrieten mir, dass ihre Nacken- und Halsregion nicht nur verspannt, sondern sogar verhärtet war. Die Schilddrüse funktionierte nicht so, wie sie sollte. Die junge Frau war Goldschmiedin und hatte Haltungsschäden, weil sie sich bei der Arbeit oft verkrampfte. Nach nur zwei Behandlungen, bei denen ich die Halswirbelsäule und den Nackenbereich lockern konnte, war diese Patientin beschwerdefrei. Die Herzzone war wieder ausreichend durchblutet, und ihre Nervosität verschwunden. (Zusätzlich war die Arbeitshaltung verbessert worden.)

Schlafstörungen

Schlafstörungen haben häufig psychische Ursachen, aber auch organische Schwächen können den Schlaf beeinflussen (siehe Organuhr nach Dr. Stiefvater, Abb. 16).

Schon eine normale Fussmassage wirkt oft beruhigend. Über die Reflexzonen kann man das Nervensystem beruhigen, organische Krankheiten heilen und den Atem in Fluss bringen. Welche genauen Massnahmen Sie ergreifen müssen, verraten Ihnen die Füsse des Patienten. Wenn eine organische Erkrankung vorliegt, sind die Punkte an den Füssen verändert oder schmerzhaft. Der Magen-Meridian, der in der Augen- und Schläfenregion endet, muss in Fluss gebracht werden. Auch Verspannungen im Rücken sind zu lösen. Am Grosszeh ist der Nackengriff mit entsprechender Entspannung und Durchlässigkeit des Halses und Nackens wichtig. Weiterer Lockerung bedarf es aber auch in Schläfen- und Augenhöhe, wo der Hypothalamus zu finden ist. Schliesslich kann es wichtig sein, nochmals vom Steissbein her den Atem in den Beckenraum zu holen.

Durch die Reflexzonenmassage konnte ich vielen Menschen, die an Schlafstörungen litten, helfen. Oft reichte es bereits, die psychischen »Knoten« (Stress, mangelnde Problembewältigung, Mutlosigkeit oder Überbelastung) zu lösen, aber auch durch die Organarbeit kann man die Energien aktivieren und eine Beruhigung herbeiführen.

Schulterschmerzen

Schmerzen die Schultern, sind sie Zeugen von seelischem Druck und Belastungen, die wir tragen, vielleicht auch von Starrheit, je nach Haltung, welche letztlich unsere Lebenshaltung ausdrückt.

Wichtig ist, zuerst liegend die Schulterblätter gut auszuziehen! Am Fuss ist vor allem die Halswirbelsäule gut zu ordnen. Es ist deutlich fühlbar, wenn ein Halswirbel verschoben ist, und es ist recht schmerzhaft, dies zu korrigieren. Es wirkt aber wie Chiropraktik und oft nachhaltiger, weil gleichzeitig die verspannten Muskeln ihre Fehlhaltung loslassen.

Weitere Bedeutung haben Magenausgang, Leber – Gallenblase rechts und Mageneingang – Bauchspeicheldrüse – Milz links.

Der »Familienpunkt« an der Fusssohle gegenüber dem Schmerzpunkt der Schulterblätter, welcher zusätzlich Nebennieren und Herz anspricht, beruhigt und gleicht Energien aus.

Wieder braucht es gute Arbeit im Beckenraum als Gegenpol der Schultern. Nur so gibt es bei starken Beschwerden eine Heilung.

Ein beinahe 60-jähriger Mann war mehr als ein halbes Jahr trotz Spitalaufenthalt und entsprechenden Therapien aufgrund seiner massiven Schulterschmerzen arbeitsunfähig. Er konnte sich kaum den Kittel ausziehen. Erst bei fast ausschliesslicher Arbeit im Kreuzbeinbereich liessen die Schmerzen nach. Nach acht Behandlungen war er beschwerdefrei! Die Ausscheidungen zeigten sich entsprechend stark.

Schutz für sich selbst

Sehr wichtig ist für den Behandelnden die innere Sicherheit, sich selbst in Verbindung mit den heilenden Urenergien zu fühlen und zu üben, Licht und Kraft in sich einzulassen und über die Hände weiterzugeben.

Das ist der beste Schutz gegen negative Energien jeder Art, die über die Füsse als wichtige Ausscheidungsorgane in uns überfliessen könnten.

Darin liegt aber auch die Chance, innerlich zu wachsen und in der meditativen Stille neue Dimensionen zu erfahren.

Schwangerschaft und Geburt

Mit grossem Vorteil werden schon einige Behandlungen vor Eintritt der Schwangerschaft gemacht. Das bietet dem Kind und der Mutter die besten Voraussetzungen, vor allem auch als Hilfe, wenn schon Fehlgeburten vorausgegangen sind.

Auch später ist prinzipiell gleich zu behandeln wie sonst. Leichter Druck bei Hypophyse und Gebärmutter, dafür gute Entstauung im Beckenboden.

Schwangerschaftserbrechen kann durch Magenentspannung, besonders beim Ein- und Ausgang, beruhigt oder behoben werden. Die Gallenblase sowie der Gallenblasen-Meridian brauchen guten Fluss. Der ganze Beckenraum benötigt gute Entspannung und damit Reinigung. Ebenso wichtig sind die Nieren, um jeder latenten Vergiftung vorzubeugen.

Zu viele werdende Mütter leiden an gestautem Wasser im Körper. Je besser die Mutter von Anfang an ihren Atem ins Becken leiten kann, desto beschwerdeloser wird sie diese Zeit erleben können, und das werdende Menschlein wird sich wunderbar aufgehoben fühlen.

Die sogenannten »wilden« Wehen können in kürzester Zeit über lösenden Druck im Beckenboden, das heisst am Fersenrand, beruhigt werden.

Das können auch Väter lernen, wie überhaupt die Hilfe bei der Geburt über die Füsse sehr erfreulich ist. Über die Hypophyse können übrigens auch Wehen ausgelöst werden, falls dies nötig ist.

Das Sonnengeflecht wirkt beruhigend, ebenso der Druck beim Steissbein beidseitig.

Kreuzschmerzen lassen sich an der Wirbelsäule und an den Beckenbändern lösen. Sogar das Streichen der Füsse, besonders auf der Innenseite, beruhigt. Es sind schon viele Geburten auf diese Art erleichtert worden, auch in Spitälern von Hebammen.

Ganz wichtig kann die sanfte Grosszehen- und Fussmassage nach der Geburt für das Kindlein sein. Es hilft das Geburtstrauma lösen und sollte vor allem nach schweren Geburten erfolgen. Die Reaktionen des Kindes sind ganz wunderbar. Es blüht auf wie eine Knospe, die sich öffnet, der Atem fliesst sofort deutlicher. Das ist vor allem wichtig bei Frühgeburten. Eine grosse Bedeutung beim Neugeborenen hat aber auch der Rückstau bei Schultern und Becken, der oft beträchtlich ist und spätere Schwierigkeiten auslösen kann. Ich bin erschüttert, wie viele ältere Kinder starke Schmerzen haben, wenn sie dort berührt werden. Das kann nicht ohne Folgen bleiben.

Bei Kindern, welche lange Zeit nicht durchschlafen, gilt es, die Leber – Galle –Bauchspeicheldrüse und Milzzone zu entlasten, ebenso Magen – Darm und Nieren – Blase. Auch der Nackengriff, natürlich sanft, gehört dazu. Es ist heute oft üblich, die Kinder bei jedem Schrei zu stillen oder mit Tee, eventuell sogar noch gesüsst, zu beruhigen. Das ergibt eine Organbelastung, welche immer ärger wird und die Kinder überhaupt nicht mehr schlafen lässt.

Das ist an den Füssen deutlich sichtbar und lässt sich beheben, wenn auch die Denkweise geändert wird. Solche Mütter und Väter wollen ihren Kindern keinen »Frust« bereiten, sie tun dies jedoch auf diese Weise erst recht, nur etwas später.

Der Körper braucht den Rhythmus von Nahrungsaufnahme, Verdauung und Aufbau in der Ruhe. Auch die klare Linie, die dadurch fühlbar wird, gibt innere Sicherheit.

Ich traf einen jungen Vater, der, von seiner sechs Wochen alten Tochter allnächtlich gestört, recht erschöpft wirkte. Er gab meine Hinweise an seine Frau telefonisch durch, welche die junge Mutter erstaunlicherweise auf der Stelle durchführte. Das Kind schlief sofort nach der Behandlung ein und verlangte seine nächste Mahlzeit erst am nächsten Morgen. Die ganze Familie erholte sich.

Die Arbeit mit Kindern

Die Arbeit an den Füssen von Neugeborenen bis hin zu den grösseren Kindern ist wunderbar! Dabei ist es wichtig, die Füsschen zuerst einmal zu streicheln, dann aber klar und deutlich kurz, aber sehr ruhig zu behandeln. Kinder zeigen völlig klar, was sie empfinden und es sieht aus, als wüssten sie genau, wie wichtig das für sie ist. Im Grunde ist es die beste Möglichkeit, »in dieser Welt zu landen«.

Die Dreimonatskrämpfe müssten meistens nicht sein. Sie sind oft eine Folge daraus, dass zu schnell wieder neue Nahrung in noch Unverdautes hineingetrunken wird. Die Pausen von mindestens drei Stunden, je nach Gewicht des Babys, sind für Mutter und Kind absolut wichtig. Die gesamten Ausscheidungsorgane brauchen ein Einspielen in ihren Rhythmus.

Über die Fussarbeit wird oft eine Darm- oder Blasenentleerung ausgelöst, das heisst, keine Bauchschmerzen mehr für das Baby. So kann es friedlich schlafen und gedeihen.

Ein drei Wochen altes Kind verlangte, wie die Mutter glaubte, alle zwei Stunden nach Nahrung. Die ganze Familie einschliesslich des gut zwei Jahre älteren Sohnes war am Rande des Zusammenbruchs.

Ich liess das Kind bei der Mutter auf dem Schoss liegen und begann sorgfältig die Füsse zu sedieren, also ganz ruhig auf der Halswirbelsäule und weiter nach unten zu arbeiten. Der erste Blick auf das Kind hatte mich erschreckt, ich glaubte, es wäre nicht normal, so hatte es die Augen verdreht und es fühlte sich an, als wäre es gar nicht ganz da.

Nach kurzer Zeit sah mich das Kind hellwach an und ich wusste – alles ist in Ordnung. Die Mutter hingegen blickte mich überrascht an und gestand, ihr Kind bis jetzt noch nie so wohl gesehen zu haben. Nach einer Behandlung von etwa 20 Minuten lag der Kleine entspannt da und schlief in dieser Nacht das erste Mal fünf Stunden. Am nächsten Tag arbeitete ich nochmals kurz mit dem Kind, was eine kräftige Darmentleerung zur Folge hatte.

Auch Babys sollten täglich über alle Ausscheidungsorgane entgiftet werden und zwar gründlich. Alles andere ist letztlich gefährlich und ebnet den Boden für unzählige Krankheiten.

Wenn die Nieren nicht optimal arbeiten, sind die Ohren für Mittelohrenentzündungen anfällig. Das wiederum verlangt häufig nach Antibiotika mit nachteiligen Folgen. Über die Fussarbeit kann in den meisten Fällen vorgebeugt werden.

Ich behandelte nach dem Säugling dann die Mutter, die sich dadurch entspannte und wieder eine Chance sah, das Leben zu meistern. In der Folge fühlte sich auch der ältere Sohn nicht mehr vernachlässigt und hörte auf, übers Mass zu trotzen. Ist das nicht wunderbar?

In diesem Bereich wartet sehr viel Arbeit für Fussreflexzonen-Therapeuten.

Noch eine Kindergeschichte, welche meine Tochter ins Rollen brachte. Ein achtjähriger Junge kam absolut lethargisch in die Behandlung. Er hatte Asthma und konnte auch nach zwölf Stunden Schlaf kaum aufstehen. In der Schule war er schwierig, die Konzentration entsprechend mangelhaft.

Die Füsse waren aufgeschwollen, die Stimme matt, dem eigentlich kräftigen Körperbau gar nicht entsprechend.

Schon nach einer Behandlung hatte sich vieles geändert. Er musste ständig Wasser lösen und hatte nach einer Woche drei Kilo abgenommen! Nach drei Behandlungen kam ein fröhliches Kind wieder, fünf Kilo Übergewicht waren weg, fast alles war eingelagertes Wasser gewesen.

Der Lehrer hatte die Familie angerufen, um zu fragen, was mit seinem Schüler passiert sei. Er machte normal mit im Unterricht, konnte morgens gut aufstehen und hatte auch wieder Lust, Fussball zu spielen. Ausserdem war das Asthma weg!

Auch mit überaktiven Kindern sind gute Resultate möglich. Das braucht meist etwas länger und verlangt zusätzlich eine Umstellung der Essgewohnheiten, wie vorne beschrieben.

Es ist zu wenig bekannt, dass alle Zusätze in den Nahrungsmitteln eine derartige Unruhe auslösen können.

Zusätzlich werden die Folgen der Impfungen sowie die unterdrückten Fieberschübe durch Zäpfchen und Antibiotika absolut unterschätzt.

Oft sind Schüssler-Salze notwendig, um das Minus, das Süssigkeiten im Körper ausgelöst haben, zu beheben.

Vegetative Dystonie

Es ist wichtig, die Ursachen dieser nervösen Störung anzugehen. Vielleicht kann und muss im Leben etwas Wesentliches geändert werden. Von den Füssen her kann dieser Prozess, »über seinen Schatten zu springen«, unterstützt werden. Wir brauchen für alle Entscheidungen im Leben Kraft, dann lassen sich die Knoten lösen. Wir können den Körper entspannen lernen, so laden sich die »Batterien« wieder auf. Als weitere Hilfe ist die bewusste Atemarbeit sehr nützlich. Bewusst bedeutet hier: Durchatmen bis in den Beckenraum, das heisst aber auch, die Füsse am Boden zu spüren, so dass die Erde Sicherheit und Kraft spenden kann.

Neben Sonnengeflecht – Magen – Leber – Gallenblase – Bauchspeicheldrüse – Nieren – Blase zeigt auch der Reflex des untersten Rippenbogens in der Nähe des Ellenbogens starke Schmerzempfindlichkeit am Fuss. Diese Punkte sind auch liegend am Rücken gepresst sehr wirkungsvoll. Nach der Akupunktur heissen diese Punkte (Blasen-Meridian 47) »Tore der Geistseele« (Abb. 5). Sie haben mit unserem Wissen und Wollen zur Ausführung des Erkannten zu tun. Entsprechend sind sie ein Leben lang äusserst wichtig.

Diese Punkte dürften analog zum Empfängnispunkt in der Pränatal-Therapie sein. Die Pränatal-Therapie geht davon aus, dass die ganze vorgeburtliche Zeit über die Wirbelsäule am Fuss beeinflussbar ist.

Es wird sehr sensibel über diese Stellen gestrichen, was Blockaden mit entsprechenden Erfolgen im seelisch-körperlichen Bereich löst.

Bei Babys, die zuviel schreien und nicht schlafen wollen, kommen diese Punkte schon zum Zug. Geist und Materie sind nicht im Ausgleich. Vielleicht war das Kind nicht gewünscht oder die Eltern haben Probleme. Also lieb haben!

Diese Punkte haben auch damit zu tun, dass wir unseren Willen zu stark einsetzen und zu wenig wissen, dass Loslassen meistens alle Dinge ordnet.

Es ist sehr hilfreich, an diesen Punkten auf Tennisbällen zu liegen und dadurch den Atem bis zu den Füssen zu leiten.

Die Punkte unterhalb der Schulterblätter sind fast immer schmerzhaft. Mit Hilfe des Atems kommt so der Fluss durch den Rücken und den ganzen Körper in Gang.

So kann ein Weg des »Loslassens« beginnen und der Patient lernen, die innere Führung zu erspüren.

Oft kommen bei solchen Behandlungen erst einmal die Tränen, das ist auch ein Loslassen! Es ist wichtig, sie nicht zurückzuhalten, um endlich die Spannungen abzubauen. Dann kann es wieder aufwärts gehen.

Ein junges Mädchen erschien mit Hautausschlägen, depressiv und todmüde. Sie schluckte seit sieben Jahren Medikamente gegen Epilepsie und wollte davon loskommen. Bei der zweiten Behandlung war sie noch müder als sonst und brach hilflos in Tränen aus. Ich spürte, dass sie sich in meiner Anwesenheit wieder zusammennehmen wollte und liess sie allein. Nach einer Stunde erschien sie und es folgte noch ein gutes Gespräch. Dann ging es massiv aufwärts. Sie blühte auf, bekam Arbeits- und überhaupt Unternehmungslust. Es war ihr sogar möglich, die Trennung von ihrem Freund im Guten zu nehmen. Nach sieben bis acht Behandlungen war sie ein neuer Mensch, der mutig ins Leben hineinging!

Verstauchungen

Solche Verletzungen sind so schnell wie möglich zuerst am gesunden Fuss an derselben Stelle zu massieren. Zuerst mehr ausstreichen, dann auch ruhig und mit immer stärkerem Druck an den Hauptschmerzstellen. Darauf am kranken Fuss die gequetschten Stellen in Bewegung bringen. Natürlich sanft! Schmerz ist der Schrei des Gewebes nach Energiedurchflutung!

Die Massage so bald wie möglich wiederholen. Auch am Knie dem Energiefluss Bahn schaffen. Fuss zum Schutz trotzdem bandagieren.

Ein junger Mann verletzte sich einen Tag vor den Ferien am Fuss und kam sofort zur Behandlung. Er konnte in der folgenden Woche völlig normal Sport treiben.

Verstopfung

Die Verstopfung betrifft selbstverständlich alle Verdauungsorgane, aber auch die Wirbelsäule und das Sonnengeflecht. Wieder ist der Atem wichtig, der auch die Beckenräume belebt. Alle Meridiane gehören dazu, besonders Gallenblase und Milz – Pankreas.

Der Gallenblasen-Meridian ist oft in der Mitte des Oberschenkels an der Aussenseite des Beines blockiert. Dort hilft auch eine Eigenmassage. Nahrung und Flüssigkeitszufuhr sollten ausgeglichen sein, wobei nicht jeder Mensch gleich reagiert.

Hintergründig ist es gut, sich damit auseinanderzusetzen, was wir in unserem Leben nicht verdauen können.

Meist wird der Stuhlgang nach spätestens drei Behandlungen sehr übelriechend und es gibt massive Entleerungen. Das verbessert Kopfweh, Müdigkeit, Rheuma, Rückenschmerzen, schwere Beine und Völlegefühl. Es ist unglaublich, wie schlecht gereinigt unser Körper oft ist. Fastende erleben sogar noch nach drei Wochen häufig sehr drastische Ausscheidungen.

Völlegefühl und Blähungen

Diese hängen in erster Linie von der Bauchspeicheldrüse ab. Es sollen die Essgewohnheiten sowie die Menge und Verteilung der Mahlzeiten überprüft werden.

Über die Füsse sind alle Verdauungsorgane gut zu bearbeiten, aber auch Nieren und Sonnengeflecht brauchen Entlastung.

Die Haltung und daraus folgend die Atmung sind auszugleichen. Ein hohles Kreuz bremst den Atem in der Gürtellinie. Die Hände auf dem Unterbauch helfen, hier wieder gute Verbindungen zu schaffen.

Diese Belastungen können vermeintliche Herzbeschwerden auslösen. Es lohnt sich, mit gutem Turnen, Rhythmik oder Yoga mehr über die Körperhaltungen erspüren zu lernen.

Wadenkrämpfe

Wadenkrämpfe haben viele Ursachen: zu wenig Bewegung, folglich Stauungen in den Beinen, Säureüberschuss in der Nahrung, herrührend von Kaffee, Fleisch und Süssigkeiten. Meist verschwinden die Krämpfe nach spätestens drei Behandlungen, auch wenn grundsätzlich andere Probleme angegangen werden. Darin liegt der Vorteil der Ganzheitsbehandlung!

Wadenkrämpfe haben zum Teil mit Mineralsalzmangel (Magnesium etc.) zu tun. Daneben sind sie meist ein Anzeichen von einem gestörten Wasserhaushalt. Der Blasen-Meridian führt an diesen Staustellen entlang und braucht Anregung. Wird dies nicht erkannt, kommt es zu Rücken- und Kopfschmerzen, dazu Rheuma in allen Gliedern.

Hals- und Wirbelsäule brauchen gute Arbeit, tief in die danebenliegenden Muskeln, wo der Blasen-Meridian entlanggeht. Niere, Harnweg, Blase und Beckenbänder müssen angeregt und entspannt werden. Die Beine werden am besten sowohl hinten in der Mitte der Wade wie in der Kniekehle, wo sich die Arthrose gern ablagert, mit klarem Druck in einen guten Energiefluss gebracht.

Ebenso wichtig ist es an den Knie-Innenseiten, wo der Leber-Milz-Pankreas- und der Nieren-Meridian verlaufen. Vorsichtig, aber gut ins Fliessen bringen. Beckenraum entspannen. Atem kommen lassen, auch durch den Nackengriff.

Weitere Gründe für Wadenkrämpfe könnten geopathische Störungen sein, also kann der Patient probeweise sein Bett versetzen.

Zu wenig oder zu viel Flüssigkeit führen ebenfalls zu Wadenkrämpfen, so dass der Wasserhaushalt nur noch mangelhaft funktioniert (gut: 1 ½ bis 2 Liter am Tag). Magnesium alleine hilft zu wenig. Oft braucht es weitere Schüssler-Salze, also natürliche Zusätze.

Wechseljahre

Probleme in den Wechseljahren erfordern eine ganzheitliche Behandlung, vor allem muss auf die Hypophyse wie auch Sonnengeflecht, Nieren, Blase, Unterleibsorgane und natürlich Beckenboden geachtet werden. Weiter ist wichtig, alle Meridiane gut in Bewegung zu bringen und den »Antidepressionspunkt« nicht zu vergessen.

Nachtschweiss ist immer auch ein Zeichen von Schwäche, er benötigt eventuell zusätzlich den Ausgleich über Mineralien. Übermässiges Schwitzen weist auf eine mangelnde Nierenfunktion hin. Der Körper versucht, sich über die Haut zu entlasten. Eine Nierenanregung am Fuss ist optimal und zeigt auf, ob die Schwäche mehr vom Nervenstress oder wirklich vom Organ herrührt.

Manchmal sind die Harnwege am Fuss deutlich verstopft. Die Rückstände müssen zur Blase hin mit entsprechender Flüssigkeit abgeleitet werden. Es empfiehlt sich, lieber warmen Tee zu trinken als kaltes Wasser oder Bier. Auch eiskalte Milch ist für solche Menschen gefährlich, sowohl von der Temperatur als auch von der Zusammensetzung her (Gefahr von Nierensteinen).

Die Wechseljahre verlangen viel von der Frau, sowohl körperlich wie auch seelisch. Nach den Jahren der Präsenz für die Familie besteht nun die Möglichkeit, seelische und geistige Interessen vermehrt zu pflegen. Ich glaube an diesen Auftrag der Frau.

Könnte sie auch dem Mann einiges von diesen Werten vermitteln, so würde sich vieles in dieser Welt ändern. Altern hiesse nicht mehr nur leidensvoll auf den Tod warten, mit einer Zeit von möglichst viel Abwechslung und Ablenkung davor. Es könnte die Zeit der Arbeit an sich selbst werden.

Im Mittelalter versuchten die Magier, Steine in Gold zu verwandeln. Dahinter steht das innere Wissen, dass Materielles mit Geistigem geläutert werden kann. Dieser alchemistische Prozess bedeutet, die Steine, die uns das Leben in den Weg legte, in Reife und Erkenntnis in Gold zu verwandeln.

Die körperliche Hilfe verläuft vor allem über den Nackenbereich. Je verspannter ein Mensch dort ist, also je mehr er sich auflehnt, desto weniger lässt sich der Körper hormonell ordnen. Sowohl Hypophyse wie Schilddrüse sind dort abhängig von einer guten Durchblutung, um den Körper optimal zu steuern. Wir machen uns viel zu wenig Gedanken über das unerhörte Zusammenspiel aller Drüsen und Organe.

In den Wechseljahren kann es vorkommen, dass durch die Behandlung nach längerem Unterbruch nochmals eine oft recht heftige Periode ausgelöst wird, sehr zur Erleichterung der Frau. Das erspart zuweilen eine Ausschabung.

Bei einer 55-jährigen Frau spürte ich am Fuss die gestaute Gebärmutter und wies sie darauf hin, dass in diesem Fall auch nach zwei Jahren Unterbruch nochmals eine Blutung eintreten könnte, was auch prompt eintraf. Ihre vorherigen Beschwerden und Depressionen verschwanden nach nur drei Behandlungen. Leider freute sich ihr Frauenarzt nicht mit, ihm war diese Verbesserung vollkommen unverständlich. Sie benötigte keine Hormone mehr!

Zum Schluss dieses Kapitels möchte ich einige Sonderfälle anführen. Kinder liegen mir sehr am Herzen (s. Fallbeispiele).

Krebs ist eine sogenannte Zivilisationskrankheit. Manche Wissenschaftler wissen, dass diese Krankheit erst durch eine psychische Schwäche zum Ausbruch kommen kann. Über die Fussreflexzonen können wir alle Organe besser durchbluten und mit mehr Energie versorgen, seelische Spannungen lösen sich rasch. Mit einfühlsamen Gesprächen ist es möglich, Krebs vorzubeugen. Die Anregung von Thymusdrüse und Milz sowie der Reinigungsprozess aller Organe hilft wesentlich dabei. Absprache mit dem Arzt!

Erschreckt hat mich weiter verschiedentlich, dass ich nach längeren Antibiotika-Kuren bei Kindern Diabetes beobachtete. Das sind weitere Warnsignale. Also möglichst vorbeugen wie beschrieben.

Als Geissel der Menschheit wird Aids angesehen. Moralapostel meinen, dass diese Seuche die Strafe für sexuelle Freizügigkeit ist. Ich persönlich glaube jedoch, dass die Immunschwäche überhaupt nur entstehen konnte, weil die Menschheit in den letzten Jahrzehnten so achtlos mit sich selbst umgegangen ist. Der Körper, der eigentlich der Tempel der Seele ist, wird durch schädliche Umwelteinflüsse geschwächt; bei den kleinsten Beschwerden nimmt man Medikamente, von denen man sich rasche Heilung verspricht, und achtet so gut wie gar nicht auf psychische und physische Ausgeglichenheit. Ist es unter diesen Lebensbedingungen ein Wunder, dass der menschliche Organismus nicht mehr in der Lage ist, sich selbst von Krankheitserregern zu reinigen?

Niemand kann seinem Schicksal entgehen. Eine schwere Erkrankung ist eine Prüfung, die wir möglichst gut überstehen müssen. Gelassenheit und die geistige Auseinandersetzung mit dem Sinn des Lebens helfen Schwerkranken weiter.

Wenn wir bewusster leben, die Umwelt schonen und auf die natürlichen Kräfte, die uns zur Verfügung stehen, vertrauen, besiegen wir auch schlimme Attacken. Ausreichende Bewegung, gesunde Ernährung und gute Luft sind sehr zuverlässige Helfer bei der Überwindung von Krankheiten. Medikamente sollte man wirklich nur in Notfällen einnehmen, dann wirken sie auch prompter und effizienter. Eltern können ihre Kinder durch liebevolle Zuwendung und eine gesunde Lebensweise gegen die Angriffe von Krankheiten wappnen. Ein ausgeglichenes Kind wird ein zufriedener Erwachsener, der mit allen Anforderungen, die an ihn gestellt werden, fertig wird.

Wie schon einmal erwähnt, haben die Gedanken und die Gefühle, die wir unseren Mitmenschen entgegenbringen, eine ungeheure Kraft. Viele Dinge, die man sich nur im Geist vorstellt, werden Wirklichkeit, und man ist dann erstaunt über diesen »Zufall«, weil man sich darüber nicht bewusst ist, dass man das Ereignis selbst inszeniert hat. Es ist daher ausgesprochen wichtig, Gedankenhygiene zu betreiben und negative Gefühle in positive umzuwandeln. Die Grundlage für eine solche Einstellung ist, dass man sich liebevoll zulächeln lernt, auch wenn nicht alles wunderbar gelaufen ist. Dann ist man darauf bedacht, seinem Körper und seiner Seele keinen Schaden zuzufügen. Das wiederum hat zur Folge, dass man auch seinen Mitmenschen gegenüber segensreich wirken kann.

Schluss

All diese Möglichkeiten können die Welt sicher nicht vor allem Leid und den Krankheiten bewahren. Aber es lohnt sich, auf unseren Körper hören zu lernen und ihn als die Hülle unserer Seele liebevoller zu umsorgen.

Dabei können wir uns gar nicht genug öffnen für alle Verbindungen zu anderen Reflexzonen im Körper und entsprechend immer mehr beobachten lernen, wie alles zusammenspielt.

Über die entspannten Füsse sind die Akupunktur-Meridiane gut in Fluss zu bringen und harmonisieren unsere Kräfte wunderbar.

Dann bergen die Grosszehen auf kleinstem Raum den ganzen Menschen in den Reflexzonen. Sie bieten ganz gezielte Möglichkeiten, um den Menschen mit Wärme zu durchfluten und damit Wohlbehagen und Freude auszulösen. Ihre Wirkung erfasst vor allem die sogenannten psychosomatischen Beschwerden.

Aber auch in den Händen finden sich diese Zonen mit etwas mehr geistiger Ausrichtung, die zum körperlichen Wohl aber ebenso verhilft.

Die Ohren wirken auf den ganzen Körper, zum Beispiel über die Ohrakupunktur. Sie symbolisieren den Embryo. Auch über Fingerdruck lässt sich so auf den ganzen Menschen einwirken.

Die Nase übernimmt schon vom Atem her einen entscheidenden Einfluss und es ist bedeutungsvoll, dass sie im freien Fluss Lebensenergie weitergibt. Dies tut sie nicht nur in die Atemorgane, sondern in den ganzen Körper hinein. Ein Massieren dieser Reflexzonen wirkt öffnend für jeden Menschen.

Die Augen sind nicht nur Spiegel der Seele, sondern über die Irisdiagnose auch des Körpers. Sie werden über alle anderen Reflexe belebt und brauchen deren Impulse, um ihre sensible Arbeit tun zu können.

Die Gesichtsmassage wirkt auf unsere Schönheit vor allem durch die Anregung der Reflexzonen und Akupunkturbahnen zu den Organen und damit regenerierend auf das Gesicht zurück. Schwierigkeiten in einzelnen Organen sind hier ebenso zu lesen wie auch Erleichterung zu erreichen.

Natürlich gehört auch der Hinterkopf dazu; dies erklärt unser Wohlgefühl bei kräftigem Haarewaschen, oder dass wir uns in brenzligen Situationen gerne am Kopf kratzen.

Die Halswirbelsäule hat auf kleinstem Raum Zugang zum ganzen Körper, ebenso wie unser Rücken.

Massagen, Akupressur oder Atemarbeit lösen Verspannungen, bringen Lebensenergie zum Fliessen und führen damit zum Heil-Sein.

Auch Arme und Beine verbinden besonders über die Meridiane mit dem ganzen Körper. Die Gelenke sind dabei oft hemmend und entsprechend schmerzhaft. Es ist sehr wichtig, diese Stauungen aufzulösen.

Die »Metamorphose-Therapie« ermöglicht über die Füsse ein gefühlsmässiges Erleben vorgeburtlicher Zeiten. Sie verbindet Vergangenes und Zukünftiges im Erkennen unserer Lebensaufgabe. Sie wird in meinem Buch »Lichtfunken von Engeln und Erzengeln« (Verlag Haag + Herchen, 2009) ausführlich beschrieben.

Als Krönung dieses subtilen Zusammenspiels wirken die Chakren auch am Fuss. Sie schaffen Verbindungen zur Ur-Energie und sind entscheidend für unsere geistige Entwicklung, unsere Bestimmung hier auf Erden.

Fast 20 Jahre nach dem ersten Erscheinen dieses Buches erkenne ich, dass sein Inhalt immer wichtiger wird. In dieser Zeit sind sehr viele Menschen feinfühlender, aber auch empfindlicher geworden.

Seelische Verletzungen in der Kindheit und Jugend werden sichtlich häufiger als Schmerzen und Krankheiten erfahren. Daher sind sie oft erst über die Wahrnehmung solcher Traumata und Schocks auflösbar.

Die Reflexzonenarbeit am Fuss bietet ideale Voraussetzungen, um solche Schwierigkeiten, die sich im Körper manifestiert haben, wirklich über die Wurzeln des Menschen, die Füsse, und die Seele vereint anzugehen.

Ich bin überzeugt, dass diese Art der Arbeit in den nächsten Jahren immer wichtiger wird.

Hinweise, wie sich solche Erfahrungen auswirken , finden Sie in meinem Buch: »Lebenswege erkennen und beleuchten lassen – Erfahrungen in der Therapeutischen Arbeit« (Verlag Haag + Herchen Frankfurt am Main, 2001) sowie sehr vertiefend und mit zahlreichen Beispielen aus der praktischen Arbeit ergänzt in »Lichtfunken von Engeln und Erzengeln« (Verlag Haag + Herchen Frankfurt am Main, 2009). Darin werden Wege aufgezeigt, wie in einfacher Weise über Körperarbeit Lebensblockaden, die einer freien Entwicklung im Wege stehen, mit Hilfe der geistigen Welt aufgelöst werden können.

Die geistige Welt gewährt allen Glaubensrichtungen offenen und unbeschränkten Zugang zu den universellen Gesetzen, die über innere Bilder erstaunlich sichtbar werden können.

Aus dankbarem Staunen über diese sehr praktischen und fühlbaren Erfahrungen, die so deutlich ineinanderwirken, gebe ich dieses Buch in Ihre Hände. Wenn es ein Ahnen über die Zusammenhänge in Zeit und Raum weckt, freue ich mich von Herzen.

Wer sich angesprochen fühlt, kann auch über meine Ausbildungen einen Einblick erhalten. Ich freue mich über jedes Interesse. Sie finden Informationen auch im Internet unter: www.fusswege.ch

Herzlichen Dank dem Verlag Haag + Herchen, Frau Emig-Herchen als Verlegerin, die mir zu dieser farbenfrohen Neu-Auflage weitergeholfen hat. Frau Krokauer, Lektorin, hat die Arbeit mit viel Einfühlungsvermögen unterstützt. Diese Zusammenarbeit ermöglicht ein Verbreiten des guten Willens von vielen Menschen und damit mehr Licht, Mut und Liebe auf diesem Planeten.

Viele Freuden mit all diesen Möglichkeiten wünsche ich Ihnen von Herzen

Ingeborg Steiner-Beyer

Weiterhin sind lieferbar:

Ingeborg Steiner-Beyer

Lichtfunken von Engeln und Erzengeln
Fusswege zur Seele für Therapeuten und Suchende

262 Seiten. Paperback € 22,00
ISBN 978-3-89846-544-1

Ingeborg Steiner-Beyer

Lebenswege erkennen und beleuchten lassen
Erfahrungen in der therapeutischen Arbeit

176 Seiten. Paperback € 19,80
ISBN 978-3-89846-092-7
